오늘부터 변비 탈출

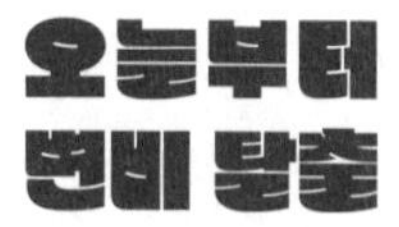

변비와 영원히 이별하는 법

펴낸날	2022년 10월 20일 초판 1쇄
지은이	양형규
펴낸이	양형규
책임편집	지은정
디자인	박은정
본문 일러스트	강정아
제작처	상식문화
펴낸곳	양병원 출판부
주소	서울특별시 강동구 진황도로 128, 2층
전화	02-480-8014
팩스	02-480-8209
등록번호	제13호(윤) 1997년 4월 14일
e-mail	yanghs@yangh.co.kr
홈페이지	www.yangh.co.kr

ISBN 978-89-94863-20-7 13510

오늘부터 변비 탈출

변비와 영원히 이별하는 법

양형규 지음

양병원출판부

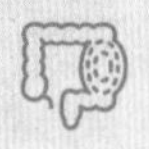

프롤로그

스페인에 여행을 갔을 때였습니다.

변의가 있어 배변을 시도하는데 변이 딱딱해져서 나오질 않았습니다. 비행기에서 수분을 적게 섭취한 탓이었습니다. 결국은 손가락으로 파내야 했습니다. 대장항문외과 의사로서 '변비가 이렇게 불편할 수도 있구나'를 느끼며 환자를 잘 치료해줘야겠다고 다짐한 순간이었습니다. 그 이후 대장항문과 의사로서 변비를 치료함으로써 환자들에게 도움과 기쁨을 줄 수 있다고 생각하여 뿌듯함을 느끼고 있습니다.

현대인들은 바쁘고 스트레스가 많습니다. 육류, 패스트푸드, 유아 때 모유보다는 분유 등을 많이 먹어 변비가 많습니다. 학교에 들어가면 뛰어놀기보다 피자, 치킨, 햄버거 등 범

람하는 패스트푸드를 먹으면서 여러 학원을 다니며 스트레스가 쌓여 변비가 생기기 쉽습니다. 더욱이 고등학교에 진학하면 대입을 위해 오랜 시간 앉아서 공부해야 하고, 친구들과의 경쟁 관계에 따른 스트레스로 쉽게 변비가 생깁니다. 취직을 하면 또 어떤가요. 아침에 용변 볼 시간도 없고, 여러 가지 스트레스와 일이 끝난 후 여러 모임에서의 술과 안주 등으로 비만과 변비가 오기 쉽습니다. 이러한 생활을 스트레스를 줄이고, 자연으로 돌아가는 생활로 바꾸며, 식물성 섬유 섭취를 늘리고 운동 등 생활요법의 개선만으로도 변비가 좋아질 수 있습니다.

영국인 의사 버커트(burkert)는 1969년 란셋(Lanset)에 흥미로운 논문을 발표하였는데, 육식을 많이 먹는 영국인은 음식물이 입에서 항문까지 나오는 음식물 통과시간이 78.8시간으로 변비가 많았고 채소를 많이 먹는 아프리카 우간다 사람은 34시간으로 짧았고 변비가 없었습니다. 영국인에게 채소와 곡물을 많이 먹였더니 41.9시간으로 변비가 많이 개선되었습니다. 식물성 섬유가 부족한 현대인은 육류를 조금 줄이고 채소를 많이 먹으면 변비가 개선될 수 있다는 것을 실증적으로 제시한, 많이 인용되는 논문입니다.

필자는 변비 환자를 치료할 때 첫째, 식생활을 개선해 채소를 많이 먹게 하고, 두 번째로 운동과 수면 등의 생활습관을 고쳐줍니다. 세 번째는 최후의 수단으로 변비약을 복용하라고 권하지만, 현대인들은 손쉽게 약국에서 약을 사 먹곤 합니다. 그러나 약국에서 파는 약들은 대부분 4단계 장자극제 변비약으로, 한두 번 먹을 때는 효과가 있지만 장을 수축시켜 변이 나오게 하기 때문에 그후엔 변이 오히려 안 나와 약 복용량을 점점 늘려야 하고 변비가 악화되기 쉽습니다. 그러기에 변비약은 매년 매출액 기준 상위 10대 약에 속하고 있습니다.

대한민국은 1인당 국민소득이 연 100달러도 안 되는 나라였는데, 이제는 연 3만 5천 달러인 세계 선진국이 되었습니다. 이에 비례해 서구식 식습관으로 인해 변비 환자도 많이 늘어나게 되었는데, 루소의 말처럼 생활습관만은 자연으로 돌아가는 게 여러 면에서 좋습니다.

이 책에서 이런 모든 것을 설명해드리고자 하였습니다. 보고 싶은 단원만 골라 읽으신다면 쉽게 보실 것이고, 변비 환자분들은 책상 가까이에 놓고 잠깐이라도 매일 보시면 변비에 도움이 될 것 같습니다. 굳이 약을 안 드시더라도 변비 치료가 되는 분이 많아지고, 이 책이 변비로 고생하시는 여러분께 도움이 되었으면 합니다.

변비가 있으신 독자 여러분, 변비 고치시고 행복하시길 두 손 모아 빕니다.

2022년 10월

양형규

차례

Part 1 변비의 기초지식

Part 2 변비 치료

Part 3 수술로 치료하는 변비

Part 4 진단 검사

Part 5 전문의 상담실 Q & A

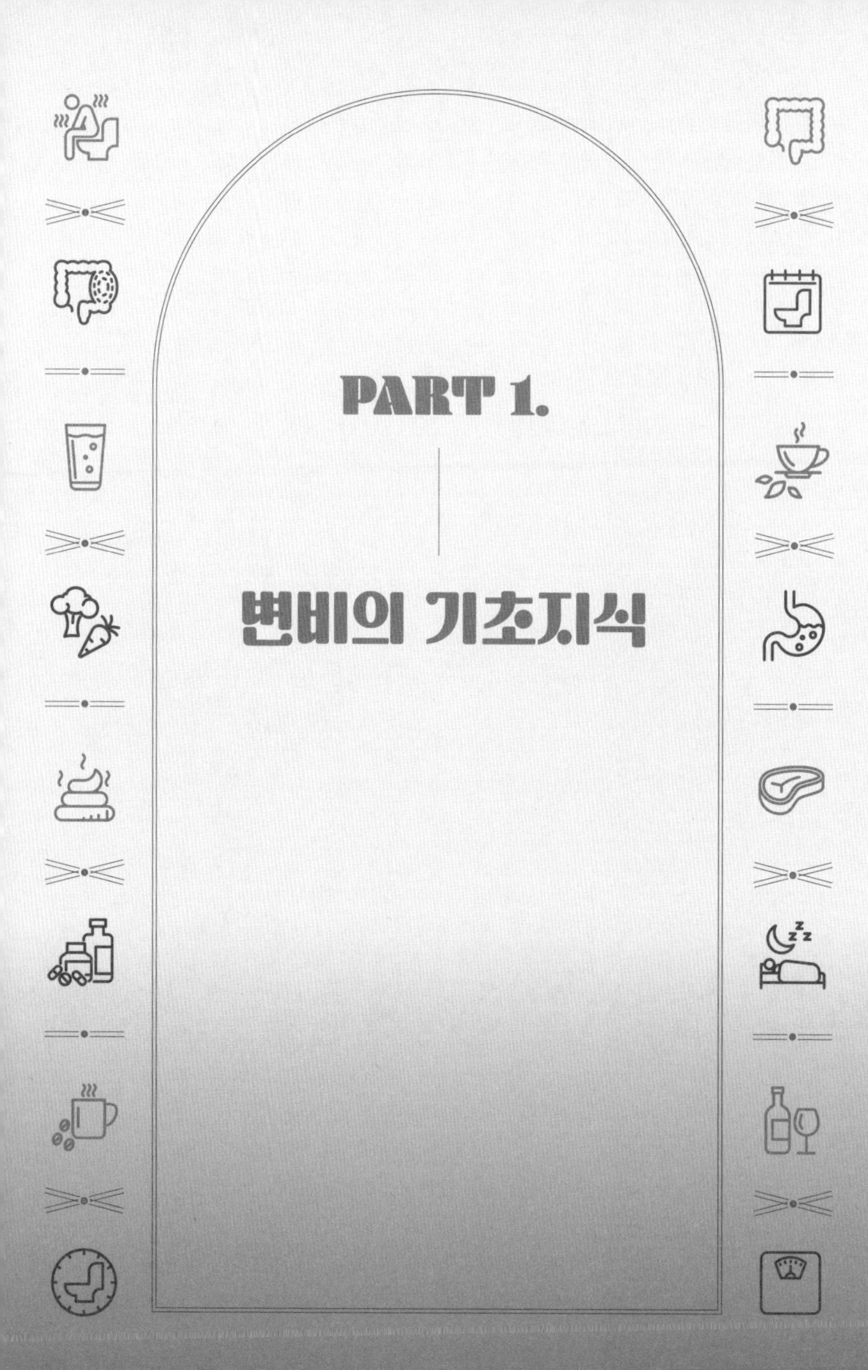

PART 1.

변비의 기초지식

Q1. 어떨 때 변비라고 할까요?

평생 살면서 한 번이라도 변비를 겪어보지 않은 사람은 거의 없습니다. 변비는 불편하고 괴롭습니다. 저 역시도 앞서 언급했듯, 변비로 고생한 적이 있습니다.

변비란, 배변을 순조롭게 못하여 대장 내에 대변이 비정상적으로 오래 머물러 있는 상태로 일주일에 3회 미만으로 배변할 때를 말합니다. 그러나 매일 변이 나와도 변비일 가능성이 있습니다.

내가 변비인지 아닌지 쉽게 알아볼 수 있는 체크리스트가 있습니다.

여섯 가지 항목 중, 두 가지 이상이 6개월 이상 지속된다면 만성변비라고 할 수 있습니다. 전체 인구의 14% 정도가

3개월 이상 만성변비로 고생하고 있으며, 여성이 남성보다 1.5배 많고, 고령일수록 점점 더 증가합니다.

변비란 '며칠째 변이 나오지 않는 상태'라고 생각하지 않으시나요? 물론 배변 횟수가 적은 것은 변비 증상 중 하나입니다만, '배변을 해도 시원하지 않다', '강하게 힘을 줘야 나온다' 등 잔변감이나 배변곤란감이 있으면 변비로 진단받을 수 있습니다. 〈일본: 만성 변비증 진료 가이드라인 2017〉에서는 아래의 체크리스트 중 2가지 이상에 해당하는 경우를 변비로 진단하고 있습니다. 또한 6개월 이상 변비 증상이 있었으며 최근 3개월간 다음 표의 진단 기준에 해당하는 경우를 '만성변비'라고 진단합니다. 특히 매일 변이 나와도 변비일 가능성이 있습니다.

변비 체크 리스트

□ 일주일에 3회 미만 배변한다.

□ 배변할 때 강하게 힘을 줘야 나오는 경우가 4번 중 1번 이상이다.

□ 대변이 딱딱해 토끼똥처럼 나오는 경우가 4번 중 1번 이상이다.

□ 배변이 끝난 후에도 여전히 변이 남아 있는 듯한 느낌, 즉 잔변감을 느낄 때가 4번 중 1번 이상이다.

□ 4번에 1번 이상은 직장항문이 막힌듯한 느낌과 배변곤란이 있다.

□ 4번 중 10번 이상 손을 사용해야 변이 나온다. (손으로 파내거나 회음부를 압박해야 한다)

■ 6개 중 2가지 이상이면 변비, 만성변비는 6개월간 변비 증상이 있었고 3개월 이상 6개 중 2개 이상의 증상이 있었을 때를 말한다.

Q2.

변비는 왜 고쳐야 할까요?

-I-

1) 배변 이상(변비)이 삶의 질을 저하시킵니다.

변비에 대해서 '병이 아니다', '습관이다'라고 가볍게 생각하는 사람도 많이 있는 것 같습니다. 어느 제약회사가 실시한 조사에서, 변비 증상이 있을 때 약 20%의 사람들이 아무런 대책을 세우지 않고 있다고 답했습니다. 건강 유지의 기본은 '쾌식·쾌면·쾌변'이라고 합니다. 즉, '잘 먹기, 잘 자기, 잘 배설하기'와 같은 기본적인 생리현상이 심신 건강에 필수적입니다. 실제로 다양한 연구나 조사에서 만성변비에 걸리면 '삶의 질이 저하된다', '노동 생산성이 떨어진다'와 같은 보고가 이루어지고 있습니다. 변비는 오래 두면 잘 낫지 않게 되어 몸에 악영향을 끼칩니다. 개선을 위해서 조속한

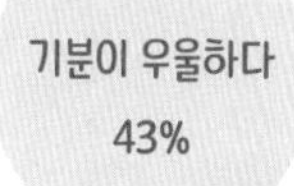

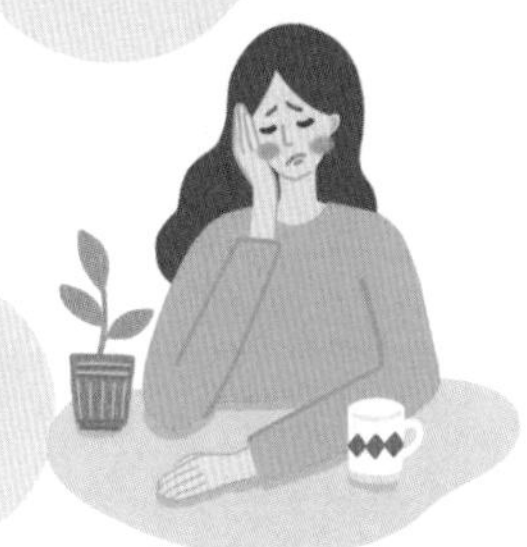

나가기 싫어진다
35%

화를 잘 낸다
29%

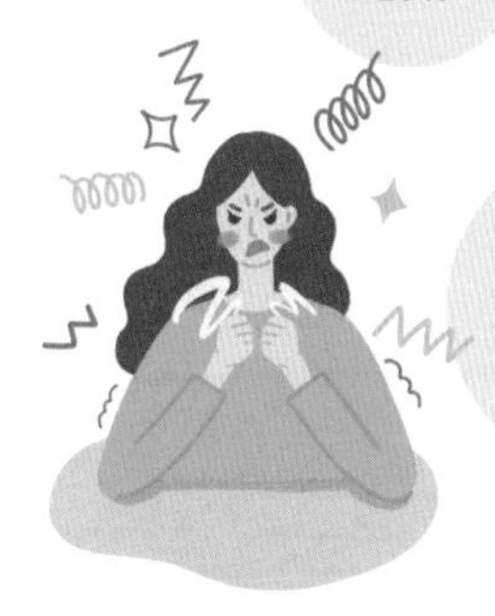

사람과 만나고 싶지 않아진다
28%

변비 증세가 있을 때 당신의 기분은?

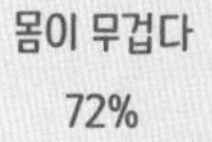

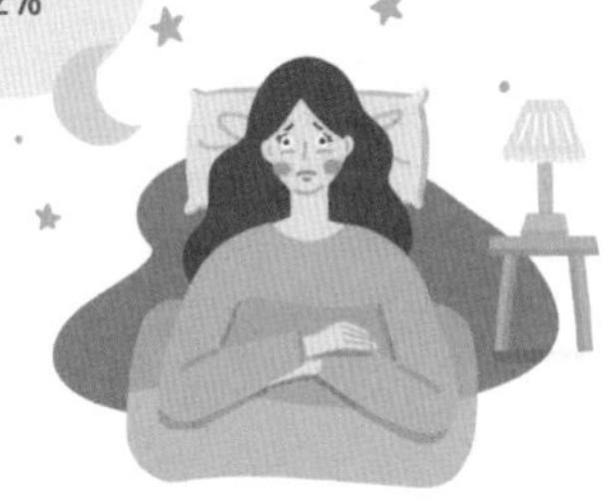

집안일이나 직장일이 귀찮아진다
37%

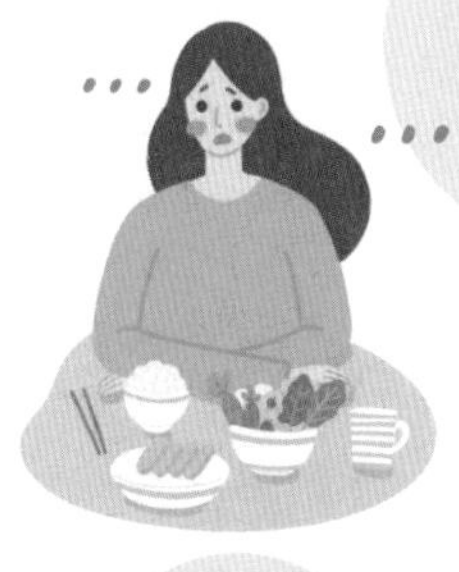

잠이 안 온다
20%

식욕이 없어진다
29%

삶의 질을 떨어뜨리는 변비

치료가 필요합니다.

2) 변비가 있으면 기대 생명이 짧아집니다.

미국인을 조사한 바에 따르면, 만성변비가 있는 사람은 10년 후에 살아 있을 확률이 10% 정도 떨어집니다. 실제로

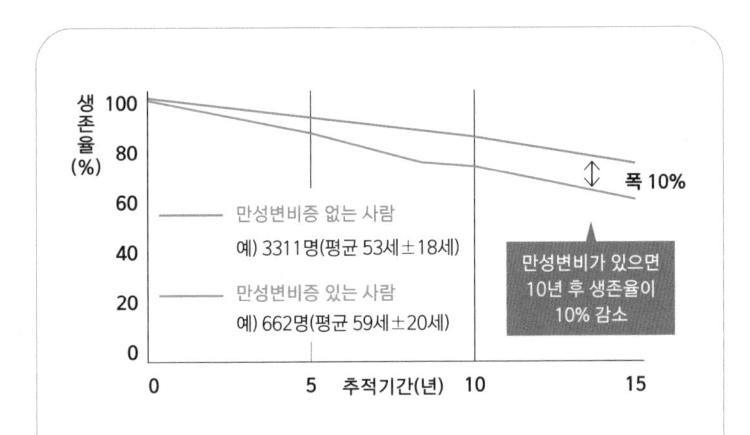

만성변비증이 있는 사람은 없는 사람에 비해 10년 후 살아 있을 확률이 10% 떨어진다.

조사대상: 20세 이상 미국인 3,973명

조사방법: 소화기 증상평가 설문지를 이용한 생존상황 15년 추적조사

변비와 기대 생명의 상관관계

사망하는 노인들의 1/3은 변비가 심각했다고 합니다.

생활습관이 흐트러지거나 건강 상태가 좋지 않을 때는 만성변비에 걸리기 쉽습니다.

이 책에서 변비의 원인과 진단 방법, 변비의 치료 방법 즉 생활요법, 운동요법, 약물요법을 되도록 쉽게 설명해드리려 합니다. 자신에게 맞는 부분을 찾아 쉽게 읽어볼 수 있도록 질문 형식으로 하였습니다.

PU
복통
방귀
피부 트러블
두통
어깨결림
식욕부진
입냄새(구취)
짜증
불면

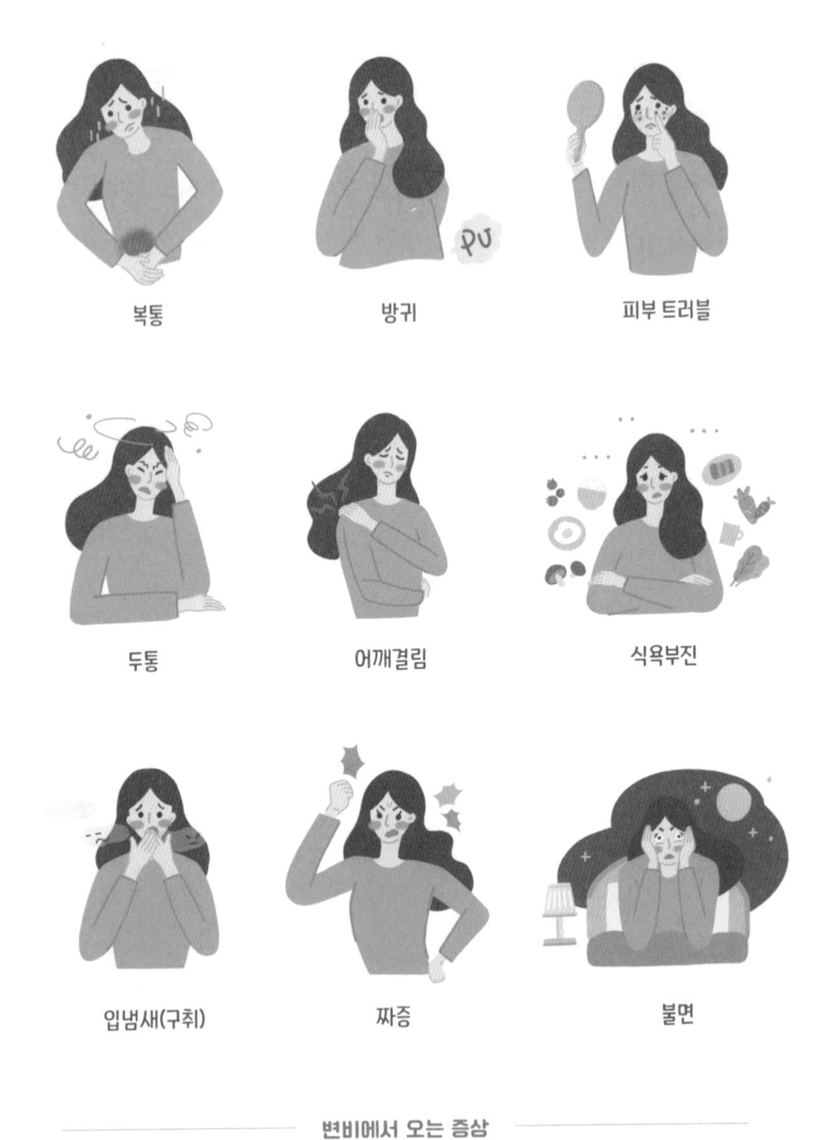

변비에서 오는 증상

Q3.

변비는 왜 고쳐야 할까요? -Ⅱ-

대장암은 직장(直腸)에서 45%, S상결장에서 25%가 발생합니다. 궤양성 대장염도 직장에서 가장 많이 발생합니다. 대변이 이곳에 저장되고 오래 머무르기 때문입니다.

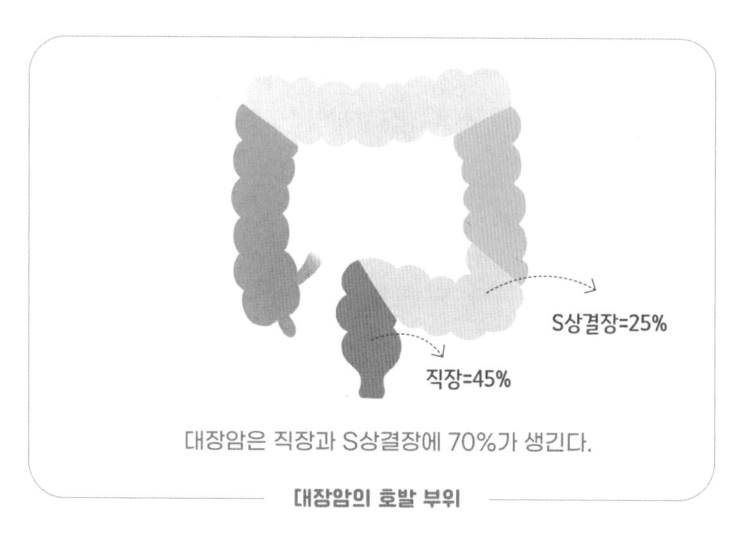

대장암의 호발 부위

나의 경우 초등학교 1학년 시절, 재래식 화장실에 오른쪽 발이 두 번 빠진 적이 있습니다. 바로 수돗물로 닦았음에도 피부가 벌겋게 되어 있었습니다. 어른들은 똥독이 올랐다고 했습니다. 똥독 즉, 대변에 독소가 포함되어 있다고 하는데 이 독소로 표현되는 것이 담즙, 췌장액 같은 소화액으로 생각됩니다. 담즙은 강력한 소화력을 갖고 있습니다. 이 담즙은 외부에서 먹은 단백질과 지방을 소화하며 대장의 점액이 자신의 장을 소화시키는 것을 방지하는데, 이 점액층이 기능을 상실할 때 장누수 증후군이 생길 뿐 아니라 장에 상처가 생기고, 이 상처가 용종을 유발하며, 이 용종이 대장암이 되는 것이라고 나는 생각합니다.

이러한 것을 방지하는 우리 몸의 기전이 바로 점액에 의한 점액코트입니다. 점액코트는 자신의 장을 보호하는데, 이것이 망가지면 용종, 대장암, 궤양성 대장염이 생깁니다.

대변은 되도록 빨리 배출하는 것이 좋습니다. 대변이 대장에 오래 머물면 우리 몸에서 수분을 흡수하여 대변이 딱딱해지기 때문입니다. 이 또한 담즙이 대장에 영향을 적게 미치기 위한 우리 몸의 보호 기전이라고 나는 생각합니다. 따라서 대변을 빨리 배출시키는 것이 우리 건강에 좋다고 생각합니다.

변비가 있으면 다음과 같은 증상이 있습니다.

첫째, 변은 대장 내 가스를 발생시켜 복부팽만감과 소화불량을 유발합니다.

둘째, 대장암이 많이 발생할 것으로 추정됩니다. 변에 있는 담즙산이 장 위의 점액 코트를 손상시키고 결국 장에 상처를 내는 것으로 추정되며, 상처를 치유하기 위해 용종이 생기고, 용종은 바로 암이 되는 것 같습니다.

셋째, 과민성 대장을 유발하는 것으로 추정됩니다.

넷째, 궤양성 대장염, 크론병 같은 염증성 장질환을 유발할 것으로 추정됩니다.

다섯 째, 변에 포함된 찌꺼기 독소가 혈액을 오염시켜 신장병, 간질환, 두통, 만성피로, 피부병, 관절염을 유발합니다.

여섯 째, 딱딱한 대변 덩어리가 복강 내 장기를 압박합니다.

Q4. 음식물의 소화, 흡수, 배설 경로는 어떻게 되나요?

음식물의 길은 입에서 항문에 이르기까지 소화, 흡수, 배설로 이루어집니다. 음식물을 먹으면 입 → 위 → 소장 → 대장 → 항문을 거쳐 배출됩니다. 음식물의 여행길을 따라가보는 것도 변비를 이해하고 원인을 찾는 데 도움이 됩니다.

음식의 여행길을 따라가볼까요?

변비는 변이 잘 배출되지 않는 것입니다. 변이 잘 배출되지 않는다는 것은 크게 두 가지 원인으로 볼 수 있습니다. 첫째는 변 자체가 배출되기 어렵게 만들어지는 경우이고, 둘째는 변은 잘 만들어졌으나 장이 이를 잘 배출하지 못하는 경우입니다. 따라서 변비는 장만의 문제가 아니며, 음식물이 들어가는 입에서부터 변으로 만들어져 빠져나오는 항

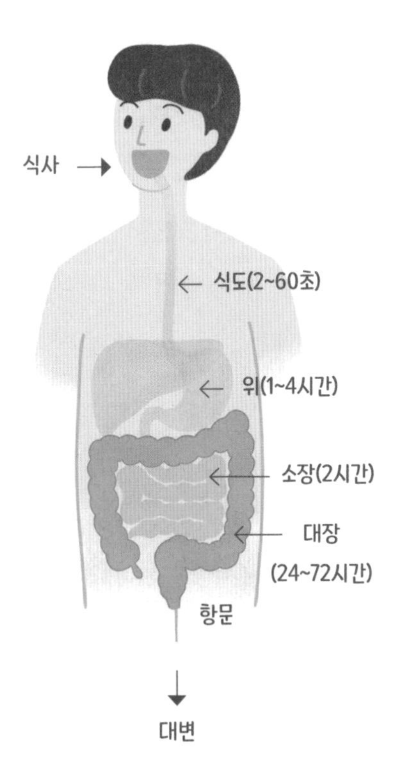

⋆ 입·식도

음식물을 입에서 씹을 때 타액이 섞여 식도를 통과해 위장으로 내려간다.
(통과시간: 액체 1~6초 / 고체 30~60초)

⋆ 위

음식물이 위로 들어오면 강력한 소화력, 살균력을 가진 위산이 분비된다.
(통과시간: 2~4시간)

⋆ 소장

십이지장에서 강력한 소화액인 담즙과 췌장액이 나와 위산은 중화된다. 음식물은 액체형이 되어 대장으로 넘어간다.
(통과시간: 2시간)

⋆ 대장

액체형의 음식물이 넘어오면 상행결장에서 무른 죽 형태가 되고, 횡행결장에서 된 죽 형태가 되고, 하행결장에서 반고체 형태가 된다. S상결장에서 변 모양이 되고 직장에 저장되어 있다가 항문으로 나온다.
(통과시간: 24~72시간)

문에 이르기까지의 전체적인 기능의 문제입니다. 음식의 여행길을 따라가다 보면 변비의 원인들을 알 수 있습니다.

⋆ **침이 고이는 입:** 음식물을 입에서 여러 번 씹어 잘게 부수고 타액(침)과 섞이는 게 중요합니다. 침에는 아밀라아제 등 소화효소가 많으며 면역글로불린이 많은데, 면역글로불린은 면역 능력을 향상시킵니다. 즉, 염증을 가라앉히고 암을 예방해줍니다. 동물들이 자신의 새끼를 핥아주거나 다친 부위를 핥아주는 것은 침의 면역 능력 때문입니다. 그러므로 음식을 먹을 때는 20번 이상 씹어 침과 충분의 섞이도록 하는 것이 중요합니다.

⋆ **음식 저장고, 위:** 위로 음식물이 들어가면 위벽에서 위산이 분비되어 소화작용과 살균작용을 합니다. 음식물은 아주 작게 분해되며, 위산과 펩신(pepsin)은 단백질을 펩톤(peptone)으로 분해시킵니다. 또한 위는 소화뿐 아니라 음식 저장고 기능을 합니다. 위가 없다면 우리는 하루에 여섯 번씩 식사를 해야 하지만, 단 세 번의 식사로 우리가 살아갈 수 있게 해줍니다. 또한 위에서 분비되는 위산은 음식물과 함께 들어온 균(이질균, 콜레라균 등)을 죽이는

역할도 합니다.

⋆산성을 중화시키는 십이지장: 위에서 소장으로 넘어가는 입구 부분에 손가락 12마디(십이지) 정도의 길이(약 25~30cm)인 십이지장이 있습니다. 위에서 강한 위산과 뒤섞인 산성화된 음식물은 십이지장에서 알칼리성의 담즙과 췌장액이 분비되어 중화됩니다.

⋆소화기 중심, 소장: 중화된 음식물이 소장을 통과하므로 소장은 큰 질환이 없습니다. 5m에 달하는 소장을 통과

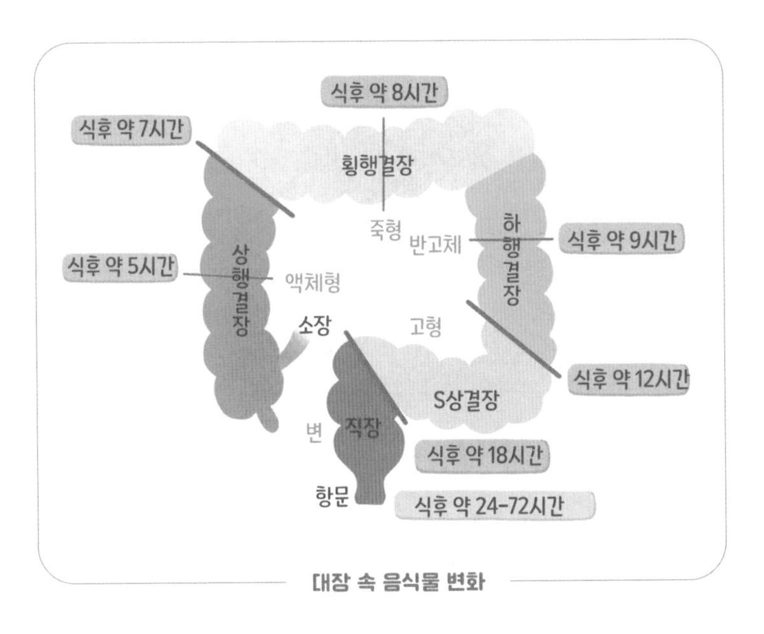

대장 속 음식물 변화

하면서 대부분의 영양분과 80%의 수분이 흡수됩니다.

⋆**하수처리장, 대장:** 소장을 지난 찌꺼기들을 받아들이는 대장을 흔히 우리는 인체의 하수처리장으로 비유합니다. 대장에서 하는 일은 이 찌꺼기로부터 수분을 흡수하여 배설물을 고형화시키는 일입니다. 소장 내의 유미즙은 대장에 들어올 때는 유동체이지만 대장 속을 통과하면서 수분이 서서히 장의 벽을 통해 흡수되어 반고체 상태의 변으로 압축됩니다. 대장은 점액을 분비해 변을 뭉치게 하는 동시에 결장벽을 부드럽게 만들어 변의 통과를 용이하게 만듭니다.

여기서 드디어 우리는 변의 정체와 마주하게 됩니다. 변의 양과 구성은 먹은 음식에 따라 달라집니다. 섬유질을 많이 먹으면 변의 양이 많아지지만, 고도로 정제된 식사를 하면 변의 양이 적어집니다. 이렇게 만들어진 변의 정체를 밝혀보면 그렇게 대단하지는 않습니다. 약 3/4이 수분이며, 나머지 1/4 중 반은 장내세균이 차지하고 나머지 반은 단백질, 무기질, 지방, 소화되지 않은 섬유소, 장이 배출하는 장액과 낡은 세포 중에서 수분이 빠진 찌꺼기들을 합친 것입니다. 가장 많은 성분을 차지하

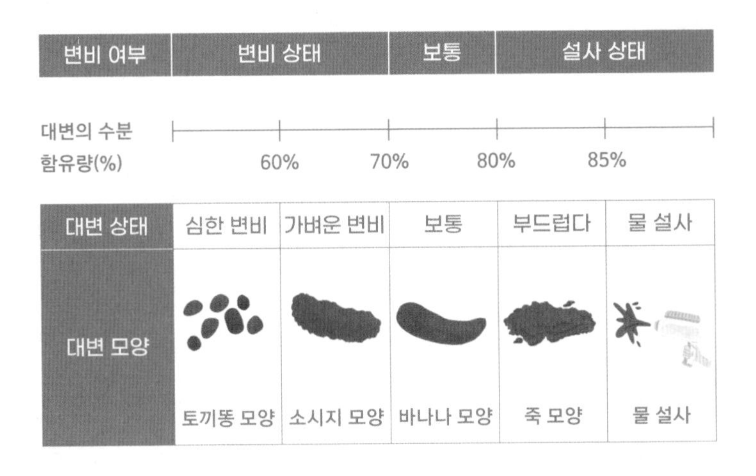

변의 모양

는 수분의 함량에 따라 변이 묽거나 되게 되는데, 변의 80% 정도가 수분이면 설사 상태이고 85% 이상이면 물 같은 설사가 됩니다. 반대로 수분의 양이 60% 이하로 줄면 대변이 단단해지면서 변비가 되는데, 수분의 양이 40%로 떨어지면 돌덩이 같은 딱딱한 대변이 됩니다.
변비가 있는 사람은 물을 많이 먹는 게 좋고, 이 물이 몸에 흡수되지 않고 장내에 유지시켜 주는 게 식물성 섬유소이므로 채소를 같이 먹으면 변비가 확 좋아집니다.

★ **변을 모으는 직장:** 직장은 대장의 맨 끝 부분으로 항문 바

로 위의 약 15cm 부위를 말합니다. 특히 직장의 하반부는 변이 모여 있는 넓은 내강으로 되어 있는데, 이를 '직장팽대부'라고 부릅니다. 변이 많이 모여 직장 점막이 자극을 받으면 척수를 통해 신호를 뇌로 보냄으로써 우리는 변의를 느끼게 되는데, 이것을 '직장·항문 반사 rectoanal reflex'라고 부릅니다. 한편 직장은 대장 윗부분으로도 신호를 보내(직장·결장 반사) 거기에서 커다란 운동을 시작하게 되어 대장에 있던 변이 단숨에 직장으로 넘어오게 됩니다.

⋆ **변을 조절하는 항문관:** 변을 참아내는 중요한 역할을 담당하는 곳이 항문관입니다. 이곳은 직장의 맨 아랫부분 약 3~4cm를 점하고 있지만, 항문질환 발생에 가장 중요한 곳이기도 합니다. 항문 입구에서 2cm 정도의 위치에 톱니 모양의 치상선이 있고 이 치상선 부위에 항문소와라는 작은 구멍이 있는데, 항문소와의 반 정도에는 항문샘이 있어 항문 점액이 분비되며 이 점액은 굳은 변이 나올 때 항문이 찢어지지 않고 잘 나오도록 윤활제(점액) 역할을 합니다. 이 항문샘에 세균이 침범하거나 대변이 들어가서 염증을 유발하면 항문주위농양이나 치루가 발생합니다.

항문은 직장의 끝으로 변을 몸밖으로 배출하는 곳입니다. 항문관에는 항문을 오므렸다 폈다 하는 내, 외 항문괄약근 그리고 직장정맥총으로 구성되어 있습니다. 항문괄약근이 손상을 입으면 변실금이나 항문협착 등 부작용이 나타나므로 항문 치료 시 세심하게 해야 합니다. 항문과 직장의 경계에 치골직장근(항문거근)이 있어서 직장과 항문이 90도의 각을 이루게 하여 변실금을 막아줍니다. 항문관은 신경이 많이 분포되어 예민하고, 통증이 딴 부위보다 심하며, 확장된 혈관이 많아 출혈이 되기 쉽습니다.

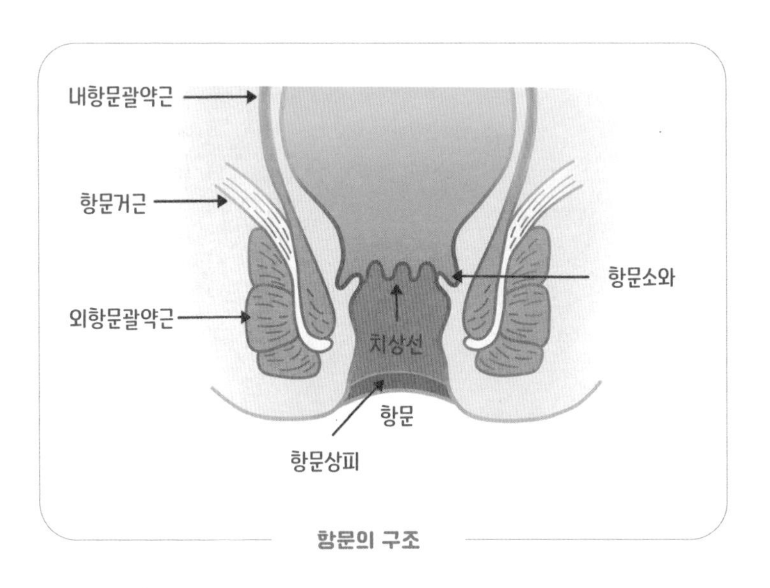

항문의 구조

항문이라는 말만 들어도 불결한 느낌이 들 수 있지만, 항문은 너무 중요한 부위이므로 늘 청결해야 각종 질병을 예방할 수 있습니다. 따라서 배변 후에는 비데를 이용해서 세척하는 게 좋습니다. 식사를 한 후에는 칫솔로 이를 깨끗이 닦으면서 배변 후에는 항문을 비데로 세척하지 않는 분들이 많습니다. 우리는 항문을 우습게 생각하기가 쉬운데, 항문은 입만큼이나 중요합니다.

Q5.

변비에는 어떤 종류가 있나요?

변비를 고치려면 자신이 어떤 변비인지 알아야 고칠 수 있습니다. 변비는 갑자기 발생하는 급성변비와 장기간에 걸쳐 지속되는 만성변비로 나누어집니다.

1. 급성변비

급성변비는 다이어트, 스트레스, 임신 등으로 인해 일과성으로 생기는 단순 변비와 질병에 의해 장이 막히는 질병성 변비 두 가지가 있습니다.

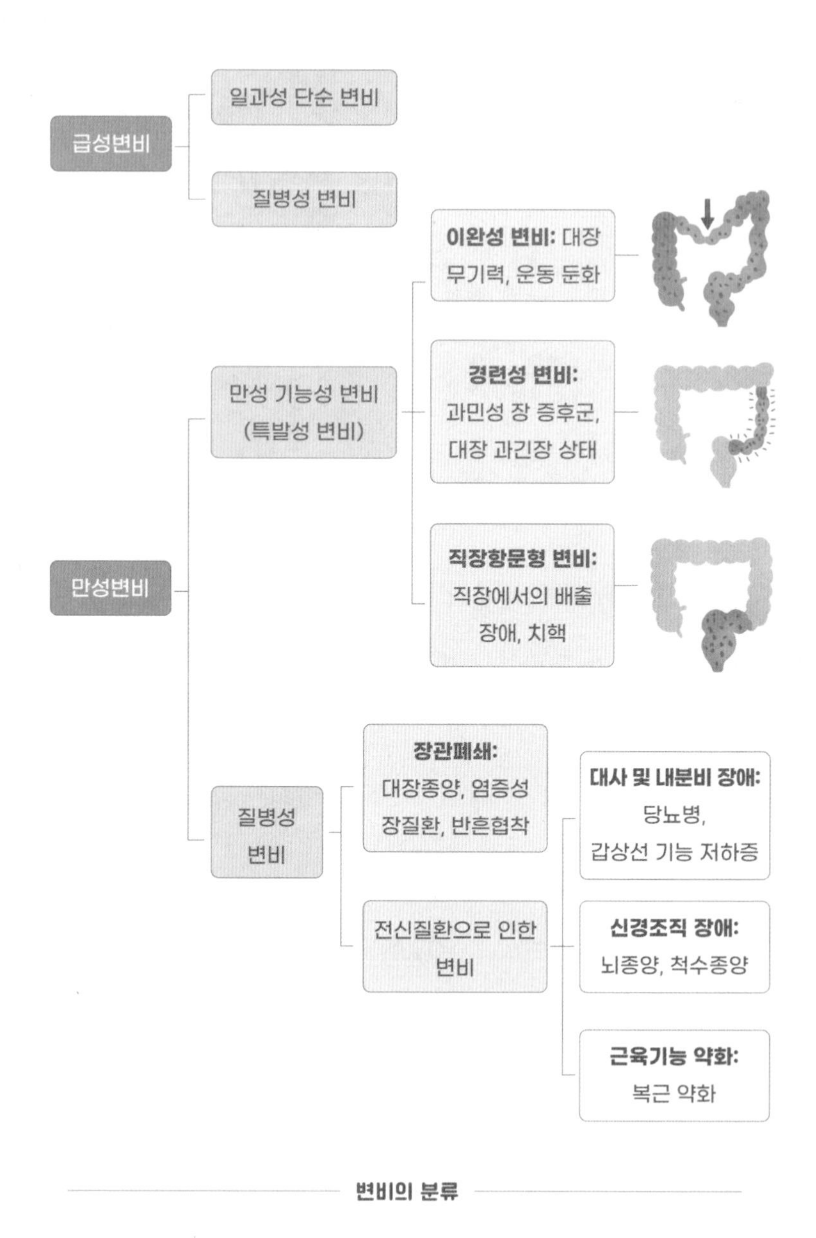
급성변비
일과성 단순 변비
질병성 변비
만성변비
만성 기능성 변비
(특발성 변비)
이완성 변비: 대장
무기력, 운동 둔화
경련성 변비:
과민성 장 증후군,
대장 과긴장 상태
직장항문형 변비:
직장에서의 배출
장애, 치핵
질병성
변비
장관폐쇄:
대장종양, 염증성
장질환, 반흔협착
전신질환으로 인한
변비
대사 및 내분비 장애:
당뇨병,
갑상선 기능 저하증
신경조직 장애:
뇌종양, 척수종양
근육기능 약화:
복근 약화

변비의 분류

1) 일과성 단순 변비

식사량이 충분치 않거나 수분을 적게 섭취하는 경우, 여성이 임신 중인 경우, 월경 전에 황체호르몬(프로게스테론)의 영향으로 변비가 생깁니다. 여행을 하거나 생활환경이 변했을 때, 스트레스를 받거나 운동 부족일 때, 아편 제제 같은 약을 먹었을 때도 변비가 생깁니다. 이러한 단순 변비는 원인만 제거하면 곧 치료됩니다.

2) 질병성 변비

대장암, 장유착 등으로 장이 막히는 질병에 의해 생기는 변비입니다. 보통 심한 복통과 구토가 있으며, 배가 불러옵니다.

2. 만성변비

만성변비에는 장 기능이 저하되어 생긴 기능성 변비와 질병으로 생긴 질병성 변비가 있습니다.

1) 만성 기능성 변비(특발성 변비)

장 기능이 어떤 원인으로 저하되면서 생기는 변비입니다.

만성 기능성 변비에는 이완성 변비, 경련성 변비, 직장항문형 변비 이렇게 세 가지가 있습니다.

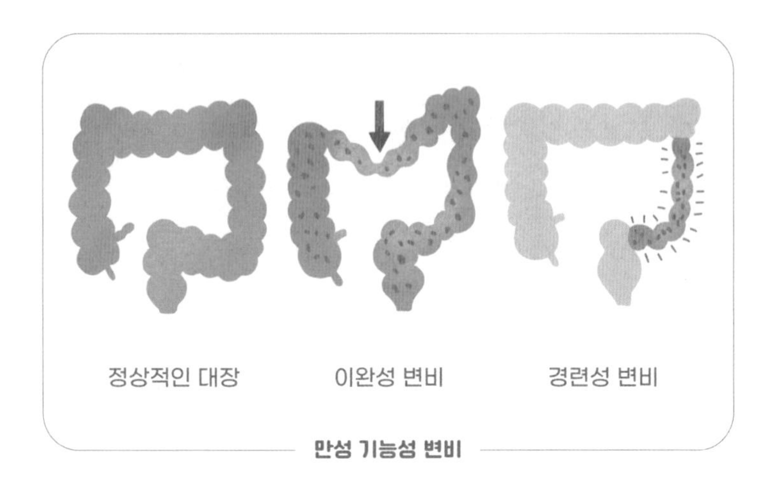

만성 기능성 변비

* **이완성 변비:** 대장무기력형 변비로, 장의 연동운동이 원활하지 않아 대변을 내보내는 힘이 약해져서 생깁니다. 고령자, 대장이 길고 늘어진 사람, 반복된 출산으로 복근이 이완된 여성에게 잘 생깁니다.

* **경련성 변비:** 이완성 변비와 반대로 장의 연동운동이 지나치게 활발한 것이 원인입니다. 장이 경련을 일으켜 변이 통과하기 어려워지면서 발생합니다. 과민성 장 증후군일 때 생깁니다.

* **직장항문형 변비:** 출구폐쇄형 변비라고도 말합니다. 직장탈출증, 직장류, 골반저 하강증후군, 직장항문 반사운동 등 직장항문에서 변이 배출되는 기능에 이상이 있을 때 생깁니다.

2) 질병성 변비

질병이 원인이 되어 변비가 생긴 경우로, 다음과 같이 4가지로 크게 나누어집니다.

* **대사 및 내분비 장애:** 장운동 장애를 초래해 변비가 생깁니다. 대표적으로 당뇨병, 갑상선 기능 장애, 만성신장질환, 저칼륨증, 고칼슘증, 갈색종 등이 있습니다.

* **신경조직 장애:** 장 근육에 분포되어 있는 신경조직의 장애로 장운동 장애나 항문괄약근 조절 기능 이상을 초래해 변비가 생깁니다. 뇌종양, 척수 손상, 자율신경질환 등이 대표적입니다.

* **근육 기능 약화:** 대변을 볼 때 복압이 항문압보다 세야 대변이 배출될 수 있습니다. 복압이 약해도 대변을 밀어내

지 못해 변비가 생길 수 있습니다. 폐기종으로 인한 복벽 운동 장애, 배의 근육 약화 등이 있을 때 변비가 생길 수 있습니다.

* **장관 폐쇄:** 대장암, 장협착증, 궤양성 대장염, 과민성 장 증후군, 선천성 거대결장 등의 질병으로 변비가 생깁니다.

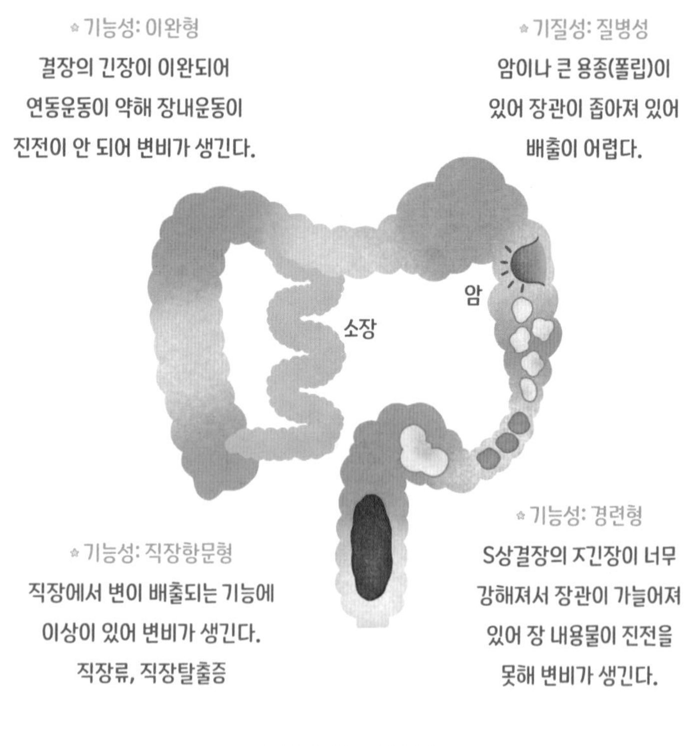

만성변비의 병태생리

Q6.

이상적인 변은 어떤 상태일까요?

이상적인 변이란 어떤 것일까요?

식사나 몸의 상태에 따라서도 다르지만 변의 양은 100~200g 정도, 색은 황갈색이나 갈색이 건강하다고 할 수 있습니다. 다시 말해, 바나나와 같은 모양의 변이 매회 1~2개 배설되는 것이 이상적입니다.

Q7. 당신의 변을 관찰해본 적이 있나요?

과거에 임금님은 배변할 때 '매화틀'이라고 불리는 이동식 좌변기를 사용했는데, 임금님이 변(매화)을 보면 내시들이 매화(대변)를 주치의에게 가져가 냄새를 맡고, 때때로 맛도 보고 만져보며 임금님의 건강 상태를 점검해봤습니다. 우리는 무심코 배변 후 쳐다보지도 않고 물을 내려보내기가 쉬운데, 우리 몸의 훌륭한 건강 지표이므로 배변 후 3초간은 관찰해보는 것이 좋습니다.

그렇다면 무엇을 관찰해야 할까요?

바로 변의 모양, 변의 양과 굵기, 변의 색, 마음에 걸리는 변이 있는지, 변이 물에 뜨는지 가라앉는지 등을 관찰해야 합니다.

변을 관찰해보는 것은 우리의 건강 상태를 나타내주는 중요한 지표이므로 차분히 관찰해보는 것이 좋습니다.

1) 변의 모양

우선 변의 모양을 관찰해야 합니다. 브리스톨 박사는 변의 모양을 1형부터 7형까지 분류하였습니다. 4형이 정상 변이고 1형과 2형이 변비, 7형으로 갈수록 설사입니다.

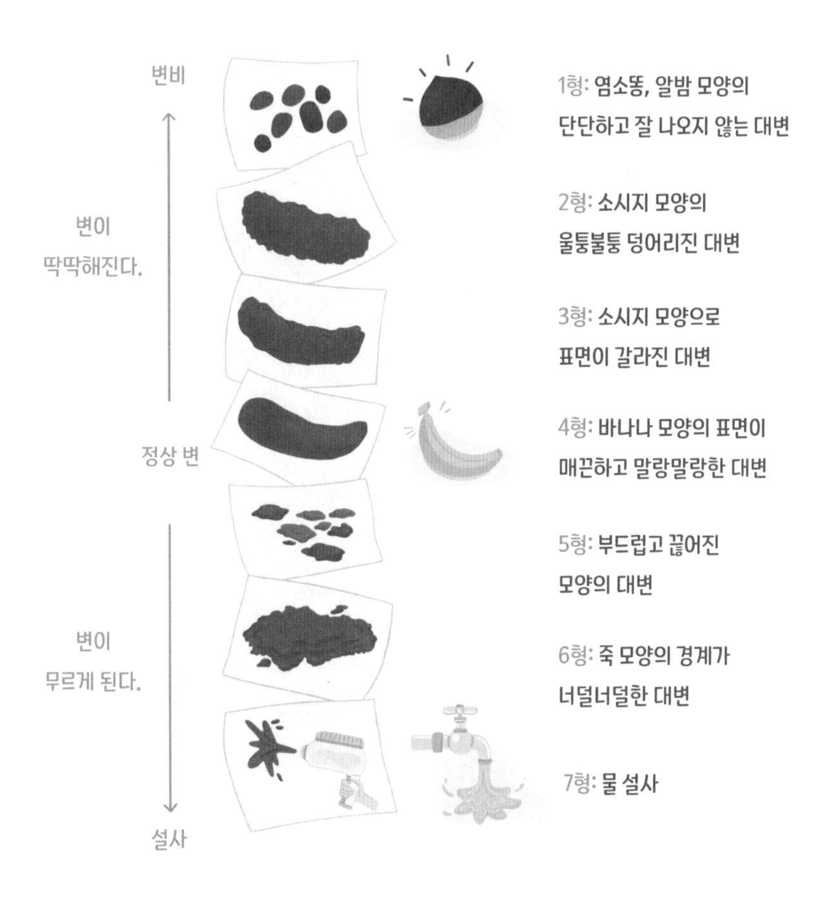

변의 모양(Bristol 대변 형태 분류)

2) 변의 굵기와 길이

두 번째로 변의 굵기와 길이를 관찰해봅시다. 이는 변의 양을 의미하는 것입니다. 당신의 변은 평소 어느 정도의 양일까요?

◆ 굵고 짧다

변비인 사람에게 많이 나타나는 유형으로, 대변의 수분 함유량은 보통 70~80% 정도 되는데 이 경우는 60% 정도로 변이 굵고 짧습니다. 이 변은 배변 시 강하게 힘을 주기 때문에 항문이 찢어져 치열이나 항문이 밀려나오는 치핵, 탈홍이 되는 경우가 많습니다.

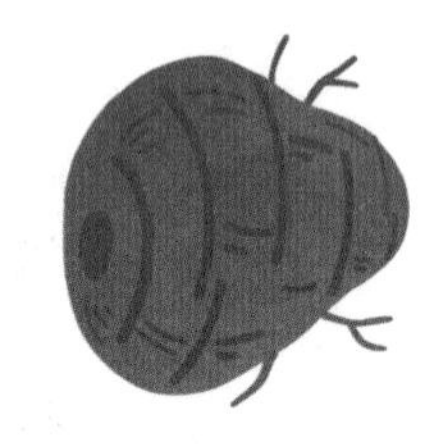

◆ 중간 정도의 굵기다

소시지 또는 바나나 1~2개 정도의 양이 이상적이라고 할 수 있습니다. 건강 상태가 좋은 사람이면 언제나 이 정도의 양을 배변하고 있을 것입니다. 단, 식사량에 따라 변의 양도 달라지기 때문에 지나치게 양에 구애받을 필요는 없습니다.

◆ 가늘고 길다

변이 부드러워 길게 나오는 유형으로, 배변 후 시원한 느낌이 든다면 별다른 문제는 없습니다. 간혹 소화불량의 낌새가 보이는 경우나 수분을 지나치게 많이 섭취했을 경우에도 나타나기 쉽습니다.

◆ 가늘고 짧다

배변한 후에도 뭔가 충분치 않다고 느껴지는 유형으로, 너무 가는 경우는 장관이 질병으로 좁아졌을 수도 있으므로 조속히 의사의 진찰을 받는 것이 좋습니다.

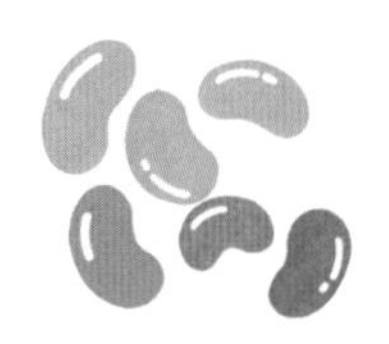

3) 변의 색

변의 색을 살펴봅시다. 색은 형태와 함께 몸의 상태를 나타내는 정보원입니다. 당신의 변은 어떤 색을 띠고 있습니까?

건강한 변은 황갈색입니다. 변 색깔이 무슨 색이냐고 물으면 똥색이라고 대답하는 사람이 많습니다. 그러나 변도 색깔이 천차만별이어서 희멀건한 색부터 새까만 색까지 있습니다.

◆ 황색 계통

황색에서 황갈색은 아주 건강한 변입니다. 단, 굳기나 양, 냄새 등 여러 가지 조건도 잘 맞춰져 있어야 합니다.

◆ 회백색 계통

지방의 과다 섭취로 생기는 소화불량으로 인한 변은 이런 색을 띱니다. 조영제인 바륨을 마셨을 때도 회백색 변이 나오지만, 이외에도 변의 색이 회백색이라면 즉시 전문의에게 진찰을 받을 필요가 있습니다. 대개는 묽지만 보통 굵기인 경우도 있습니다.

◆ 검은색 계통

혈액은 출혈된 후 시간이 흐르면 헤모글로빈이 산화하여 거무스름한 색으로 변합니다. 변이 검은색에 가깝다면 식도나 위, 십이지장 등의 상부 소화관에서의 출혈이 의심되므로 전문의에게 진찰을 받는 것이 좋습니다.

◆ 붉은색 계통

붉으면서 묽은 변은 식중독이나 궤양성 대장염이 의심되며, 붉으면서 부드러운 변이나 보통 정도 굳기의 변은 대장암이 염려됩니다. 설사약을 먹거나 당근, 육류 등 붉은색 음식물을 많이 먹었을 때도 대변이 붉게 되는 경우가 있습니다. 반대로 딱딱한 변이라면 치질이나 직장암이 의심됩니다.

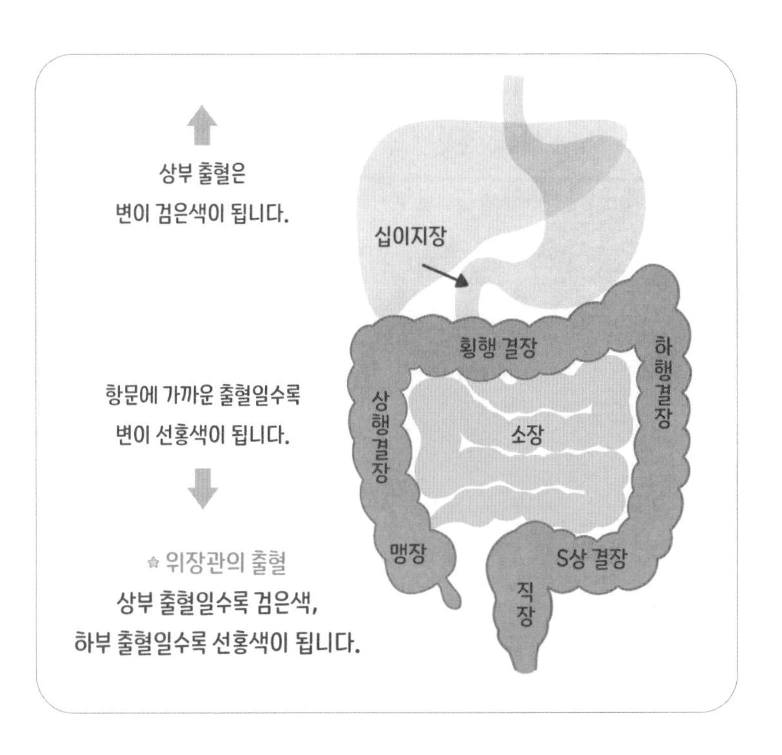

4) 마음에 걸리는 변

◆ 지독한 냄새가 나는 변

우리가 변을 평가절하하는 가장 큰 요인은 아무래도 냄새가 아닐까요. 그 지독한 냄새의 정체는 장내세균이 음식물을 소화시키면서 만들어 내는 스카톨과 인돌, 소량의 황화수소와 메탄가스, 암모니아 때문입니다. 경우에 따라 냄새가 더 고약할 때가 있는데 이것은 육류 섭취를 많이 하면 스카톨과 인돌이 더 많이 생기기 때문입니다. 또한 마늘이나 영양제를 복용했을 경우에도 그 냄새가 변에 남아 있습니다. 음식에 따른 냄새를 예로 들면, 차가운 음식을 많이 먹거나 우유 등이 소화가 잘 안 되면 설사를 하게 되는데, 이때 노란색에 달걀 썩는 듯한 냄새가 납니다. 그러나 색이나 모양이 이상하고, 별다른 이유 없이 냄새가 심하다면 장내세균이 비정상적으로 많이 증식했거나 장염이 있을 수 있습니다. 병원균을 포함한 대변은 평소와 다른 지독한 냄새를 풍기기 때문입니다.

◆ 기름진 변

대변 주변에 기름방울이 붙어 있거나 변기 안쪽 수면 위에 기름이 떠 있는 경우는 소화·흡수가 잘 안 되거나, 췌장에 질병이 있는 상태가 의심됩니다. 대개는 설사 같은 변이지만 계속된다면 전문의와 상담해야 합니다.

◆ 평소와 색깔이 달라진 변

황색이나 녹색의 경우는 장내세균에 의한 것입니다. 때때로 녹색 채소를 지나치게 많이 섭취해도 변은 푸른색이 됩니다. 적색의 경우는 출혈을 염두에 두어야 합니다.

◆ 혈액이 나온 변

혈변은 자가 진단으로서 위 등 상부 소화관에서 발생한 출혈은 검은색으로 자장면 같은 검은색이며, 대장과 같은 하부 소화관에서 일어난 출혈은 붉은색이고 항문에 가까울수록 선홍색입니다.

Q8.

배에 가스가 많이 찼는데 줄일 방법이 있나요?

가스(방귀)가 많이 차고, 배가 빵빵한가요?

대장항문과의 외래에는 가스가 차서 배가 빵빵하다, 가스 배출이 너무 심하다 등등 가스 때문에 불편함을 호소하는 환자가 많습니다. 변비 환자는 대개 가스가 많이 배출됩니다. 과민성 장 증후군의 종류에는 변비형, 설사형 외에도 가스형도 있습니다.

적당량의 가스는 배변에 도움을 준다고 필자는 생각합니다. 장이 막힌 장폐색 등의 환자는 장에 가스가 많이 차 있

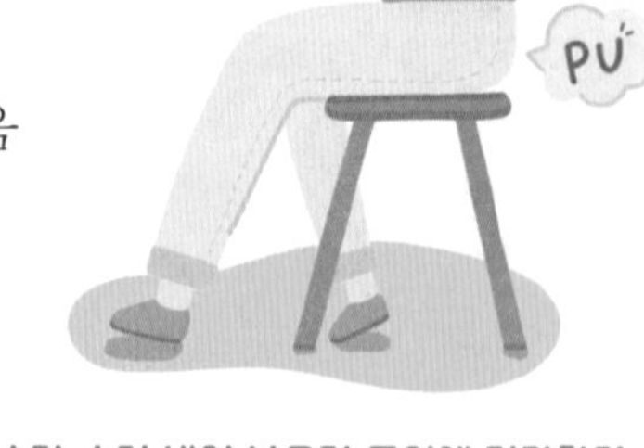

가스가 소리 내어 나오면 주위에 민망하다.

고, 복부의 X-선 사진에서 가스의 분포에 따라 장이 어느 곳이 막혔는지를 추정할 수 있습니다.

가스의 기원은 다음과 같습니다.

1) 삼켜진 공기: 70~80%
2) 장내발효로 발생한 가스: 20~30%

가스의 기원

정상인의 소화관 내 가스양은 평균 150ml입니다. 위에 50ml, 대장에 100ml가 있고, 소장에는 거의 없습니다.

질소 (N_2) : 75%
산소 (O_2) : 12%
탄산가스 (CO_2) : 8%

가스의 구성 성분

질소(N_2)의 기원은 대기입니다. 산소(O_2)의 기원도 대기지만 급속히 흡수됩니다. 탄산가스(CO_2)는 장내발효에 의해, 수소(H_2)는 장내세균에 의해 생깁니다. 메탄가스(CH_4)도 장내발효에 의해 생기는데, 드물게 일어나는 일이지만 메탄가스 농도가 높으면 대장내시경 중 전기 소작 시 폭발이 생길 수도 있습니다.

방귀 냄새는 스카톨, 인돌, 메탄가스, 황화수소, 암모니아에 의해 생기는데, 채소를 먹으면 냄새가 적고 육류를 먹으면 냄새가 심합니다.

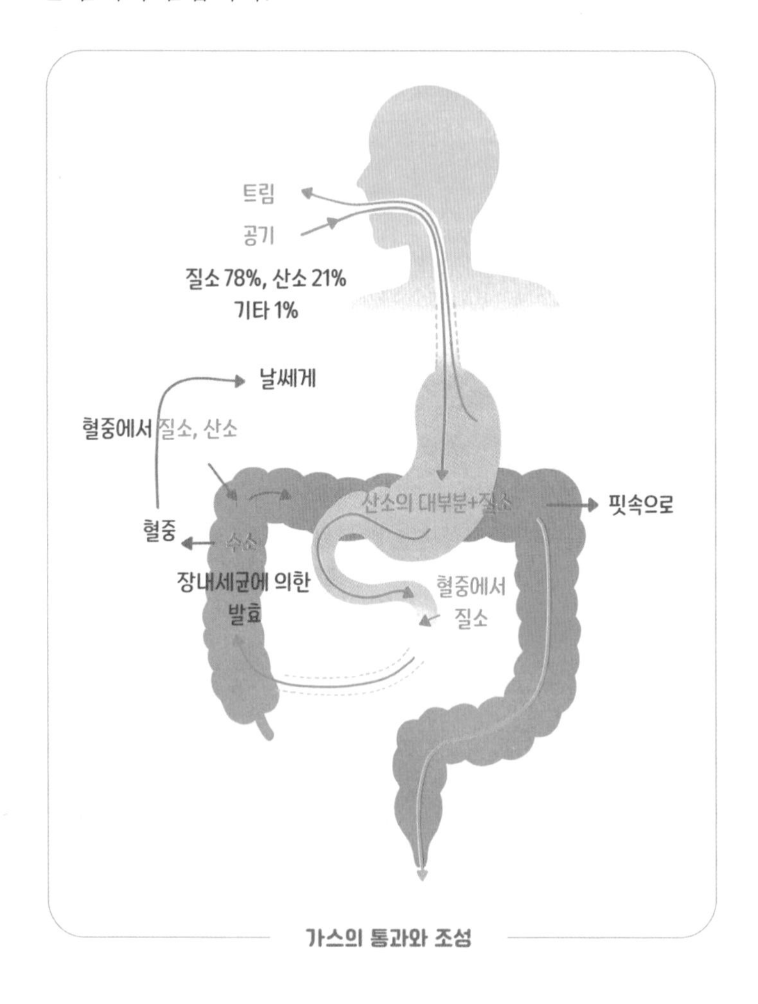

가스의 통과와 조성

◆ 가스를 많이 발생시키는 음식

① 콩

② 우유

③ 식물성 섬유소가 많은 채소

④ 고구마

◆ 증상

복부팽만, 소화불량, 복통, 트림, 빈번한 가스 배출 등입니다. 가스 배출이 많은 질환을 '방귀증'이라고 하고, 과민성 대장의 한 형태이며 변실금 중 대변은 조절할 수 있지만 가스를 조절하지 못하는 환자를 '가스실금'이라고 합니다.

◆ 치료법

첫째: 음식을 천천히 먹습니다.

장내 가스의 70%는 음식과 같이 입으로 삼킨 것이므로 음식을 빨리 먹으면 가스가 많이 넘어가게 됩니다. 천천히 여러 번 씹어 잘게 부순 후에 먹으면 가스가 덜 가서 장내 가스가 줄어듭니다.

둘째: 소식합니다.

가스의 30%는 음식물 발효에 의한 것이므로 아침을 안 먹는 하루 두 끼 식사를 하는 것도 바람직하며, 하여간 적게 먹습니다.

셋째: 가스를 유발하는 음식을 적게 먹습니다.

콩, 고구마, 우유, 생채소 등 가스를 유발하는 음식을 적게 먹고, 채소는 살짝 데쳐 먹습니다.

넷째: 가스를 제거하는 약을 복용합니다.

시메티콘 등 가스를 줄여주는 약을 복용합니다. 항생제를 사용해도 가스가 많아지고 변비약 중 섬유소 제제(차전자피)도 가스의 양을 늘려주므로 차전자피를 양을 줄여 복용하거나 메틸셀룰로오스(실콘), 폴리카보필 같은 화학 합성제품으로 바꿔 복용합니다.

Q9.

배변곤란(Difficult defecation)도 변비인가요?

기능성 만성변비를 일으키는 원인은 세 가지이지만 크게 둘로 나눌 수 있습니다.

첫 번째는 장의 연동운동이 잘 안 돼서 변이 대장에 오래 머물러 있어 직장 쪽으로 내려가지 못해 생기는 것(서행성 변비나 경련성 변비)이고, 두 번째는 변이 생성되어 직장에 저장되어 있으나 배출이 안 되는 것(직장형 변비)입니다.

배변곤란은 하부 직장까지 대변이 내려와 있으나 배변을 못 하는 상태로, 직장형 변비 혹은 출구폐쇄형 변비라고 합니다.

이렇게 배변곤란을 일으키는 대표적 질환은 직장류, 직장탈출증, 직장암, 항문질환, 항문거근 이완불능증이 있고, 외

만성변비의 중요 원인

장의 운동 이상
(서행성 변비, 경련성 변비)
장 운동이 안 되어 변이 굳는다.

배변 배출 이상
(직장형 변비)
변이 배출되지 않는다.

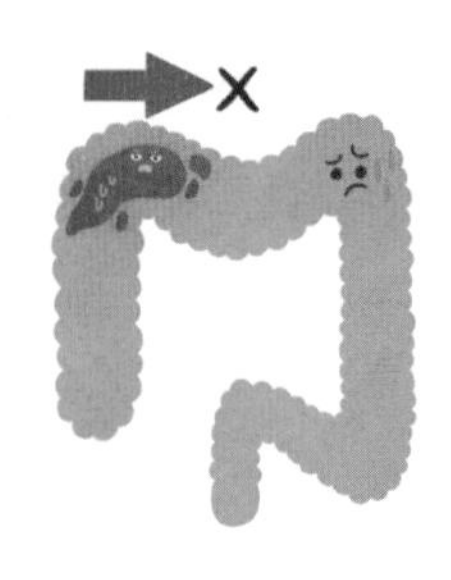

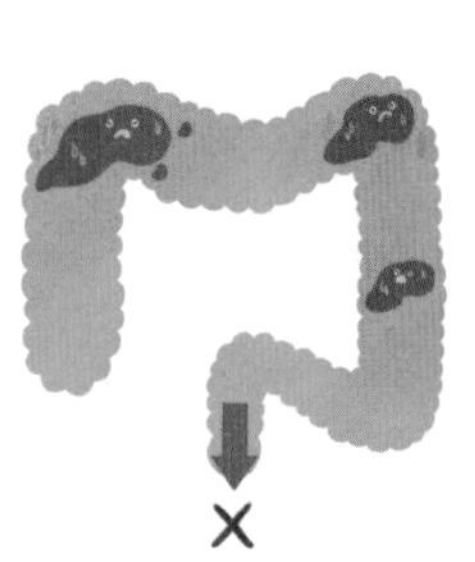

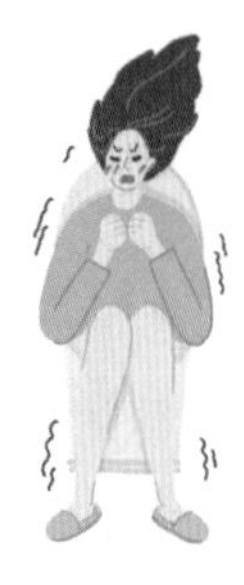

변이 장에서
진행이 안 된다.

직장, 항문의 이상으로 변이
배출이 안 되어 변비가 된다.

직장류, 직장탈출증, 직장암,
항문거근 이완불능증, 치열

만성변비를 일으키는 원인

과적 수술로 치료하는 경우가 많습니다(더 자세한 내용은 'part 3 수술로 치료하는 변비'를 참고하세요).

1) 배변곤란을 일으키는 질환

① 직장류

여성이 분만을 하면 직장과 질벽 사이의 벽이 약해져서(이완) 대변을 볼 때 대변이 항문으로 나오지 않고 앞쪽(질 쪽)을 향하게 되는데, 그럴 경우 대변 배출이 힘들어집니다.

이는 항문으로 변이 나와야 하는데 질 쪽 직장류 주머니 쪽으로 전진하여 변이 고여 있게 되어 힘을 줘도 대변이 잘 안 나오게 되는 것입니다.

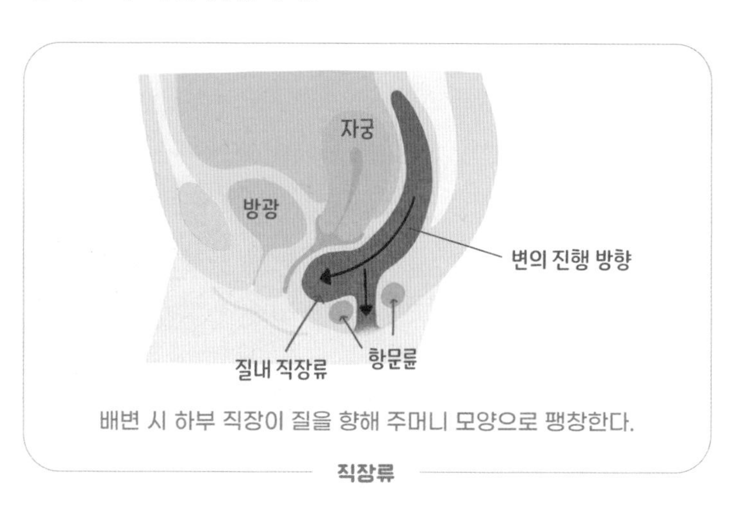

배변 시 하부 직장이 질을 향해 주머니 모양으로 팽창한다.

직장류

② 직장탈출증

직장탈출증은 배변 시 하부 직장이 항문 밖으로 탈출하는 것인데, 종종 치질과 혼동되는 경우가 있습니다. 배변 시 뭔가 탈출하는 자각증상이 있을 때는 전문의 진료를 받아 적절한 치료를 선택하는 것이 중요합니다.

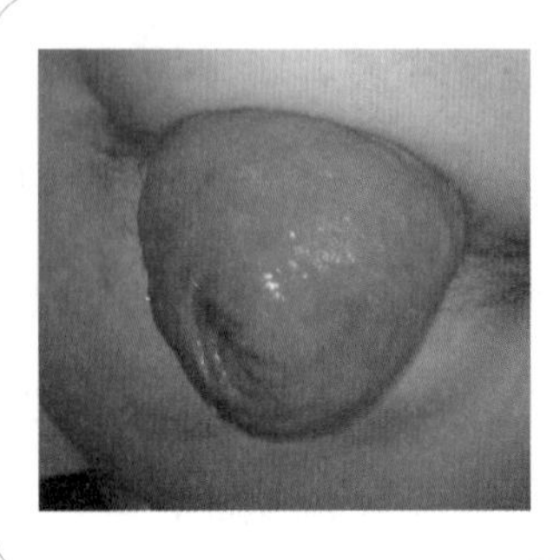

배변 시 하부 직장이 항문 밖으로 빠져 효과적인 배변이 안 된다.

직장탈출증

③ 직장암

직장암은 직장에 생기는 악성 종양으로, 종양이 대변이 지나가는 통로를 막아 대변이 배출되기 어렵습니다. 종양이 직장 부위를 빙 둘러 있어 내부 공간이 좁아져 있으므로 변의 배출이 잘 되

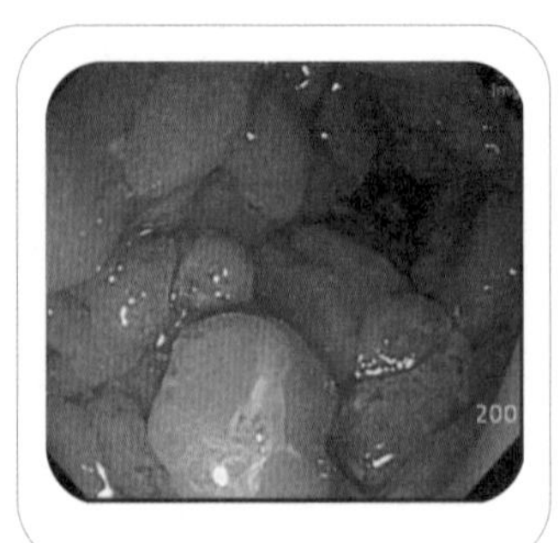

직장암의 내시경 모습

지 않는 것입니다.

④ 항문질환

치열이 있으면 배변 시 항문에 통증이 있어 배변을 회피하게 됩니다. 또한 내치핵은 항문을 막아서 배변이 곤란하고, 외치핵은 배변 시 항문에 통증이 있어 배변을 잘 못하게 됩니다.

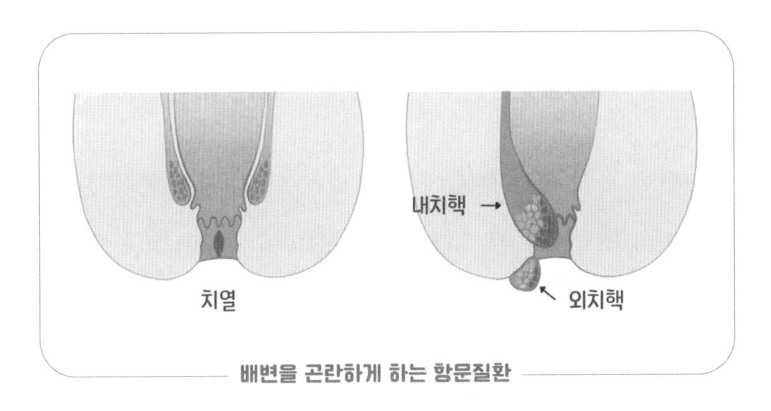

배변을 곤란하게 하는 항문질환

⑤ 항문거근 이완불능증(Non-Relaxing PuboRectalis syndrome)

평상시에는 항문거근이 직장을 앞으로 당겨서 직장을 직각 상태로 두어 변실금이 생기지 않습니다. 배변 시에는 이 항문거근이 이완돼야 대변이 배출되는데, 항문거근이 이완되지 않아 변을 볼 수 없는 상태를 말합니다(더 정확한 설명은 다음 장을 참고하세요).

Q10.

항문이 닫혀 변이 안 나오는 항문거근 이완불능증(NRPR)이 무엇인가요?

배변을 하기 위해 변기에 앉아 있을 때, 대변이 하부 직장까지 내려왔음에도 대변이 안 나와서 변기에 20~30분씩 앉아 있는 경우가 있습니다. 이는 변이 굳어서 안 나오는 경우도 있지만, 대변이 직장까지 내려와 있음에도 항문거근이 열리지 않아 안 나오는 것입니다. 이런 상태를 항문거근 이완불능증(NRPR, Non-Relaxing PuboRectalis syndrome)이라고 합니다.

배변을 할 때 항문을 열기 위해 쓰이는 두 가지 중요한 근육이 있습니다.

1) 항문거근

2) 항문괄약근

출간 도서 리스트

- 오늘부터 변비 탈출
- 치질 없는 몸으로 살기
- 알고먹자 유산균
- 의료AI입문(역서)
- 꿈이 밥 먹여준다니까
- 하루 두 끼 다이어트
- 닥터건강검진
- 대장암 뿌리뽑기
- 변비 뿌리뽑기
- 치질 뿌리뽑기
- 누구나 알기쉬운 치질백과
- 소곤소곤! 배가 상쾌한 이야기 만화 대장암
- 소곤소곤! 뒤가 상쾌한 이야기 만화 치질
- 자신만만 항문질환 다스리기
- 복강경 대장수술의 최전선(역서)
- Hemorrhoids(치핵 영문판)
- 치핵
- 치루(역서)
- 항문질환 Day Surgery의 실제(역서)
- 전문병원 계획과 건축
- 누구나 알기쉬운 치질·변비이야기
- 항문질환의 수술(역서)
- 항문질환의 지식(역서)
- 양박사의 건강교실

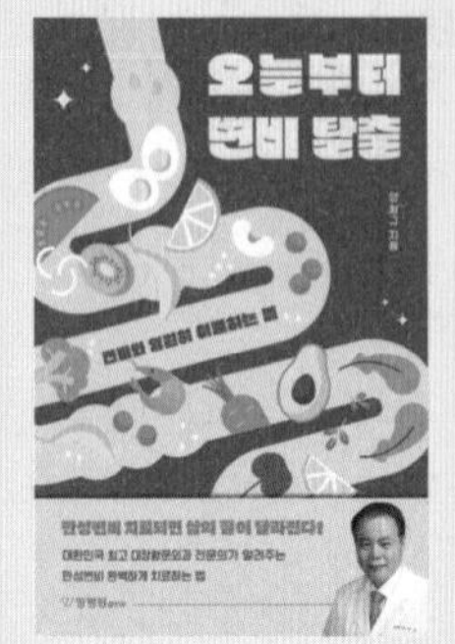

오늘부터 변비탈출

양형규 지음 | 15,000원

당신의 삶을 괴롭히는 만성변비와 영원히 이별하자!
변비를 그저 가벼운 두통 정도로만 생각한다면 변비는 고칠 수 없다. 변비는 생활방식에서부터 식습관까지 모든 사항들을 재점검하라는 몸의 신호라고 할 수 있다! 따라서 변비 치료의 순서도 바로 자신의 생활을 되돌아보고 고쳐보는 데서 출발한다!

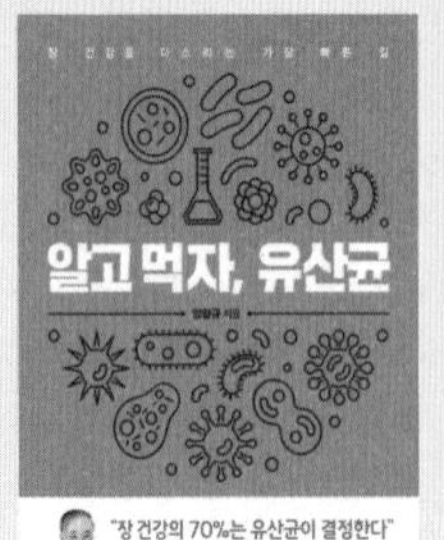

알고 먹자, 유산균

양형규 지음 | 14,900원

면역력이 생존력, 유산균에 답 있다.
장이 건강하지 못하면 면역력은 극도로 약해지고 육체와 정신의 건강, 일상의 행복까지 위협받을 수 있다. 내 몸을 되살리는 장 건강을 원한다면 유산균부터 바로 알고, 바로 먹어야 한다. 대장항문외과 전문의 저자가 알려주는 '유산균 섭취 가이드'.

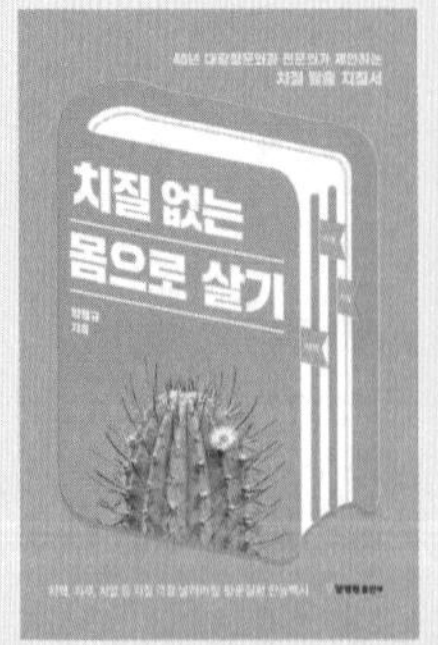

치질 없는 몸으로 살기

양형규 지음 | 14,900원

통증 없는, 재발 없는, 후유증 없는 100년 항문 건강 가이드
아직도 혼자 끙끙 치질을 앓고 있는가? 그렇다면 당장 이 책의 첫 장을 넘겨보자. 어느 누구도 속 시원히 알려주지 못했던 치질의 모든 정보가 가득 차 있다. 세상에서 가장 친절한 이 책을 통해 100년 항문 건강에 도전해보자.

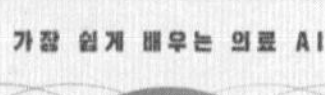

의료 AI 입문

양형규 | 15,900원

AI의 실제 지식을 깊고, 쉽게 배운다.
많은 직종을 AI가 대체할 것이며, 의사 또한 예외가 아니다. AI가 의사를 대체하게 된다면 격변하는 인공지능 시대에 대응하기 위해 무엇을 해야 할까? 이 책을 통해 인공지능을 이해하는 것부터 시작해보자.

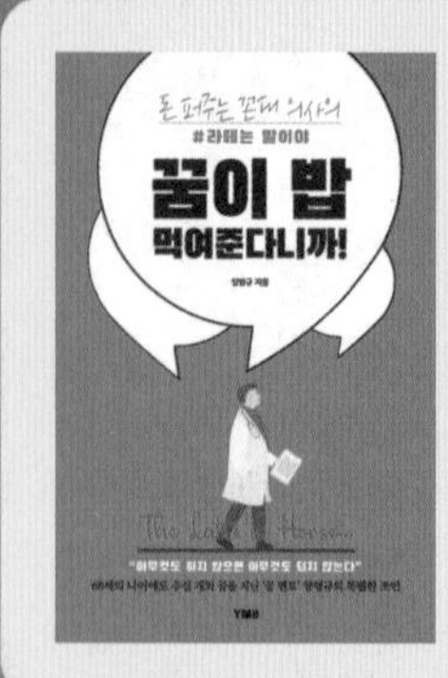

꿈이 밥 먹여준다니까

양형규 지음 | 15,000원

잃어버린 꿈을 찾아주는 '꿈 부자' 멘토의 인생 조언
가난한 가정에서 태어나 가진 것이라곤 꿈과 무모한 도전정신밖에 없던 양형규 의학박사가 양병원의 의료원장이 되기까지의 과정을 다룬 최초의 자서전이자 도전 분투기. 지금 우리 시대의 젊은이들에게 도전과 가능성이라는 키워드를 다시 한번 각성시키는 열정의 교과서이다.

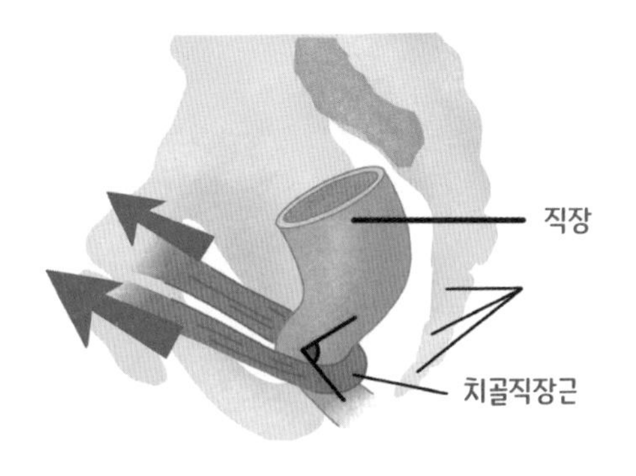

위 그림처럼 앞으로 당겨주는 근육이 항문거근, 즉 치골직장근입니다. 평상시에는 직장이 90도로 두 번 꺾여 대변이 그대로 못 나오게, 즉 변실금을 막아줍니다.

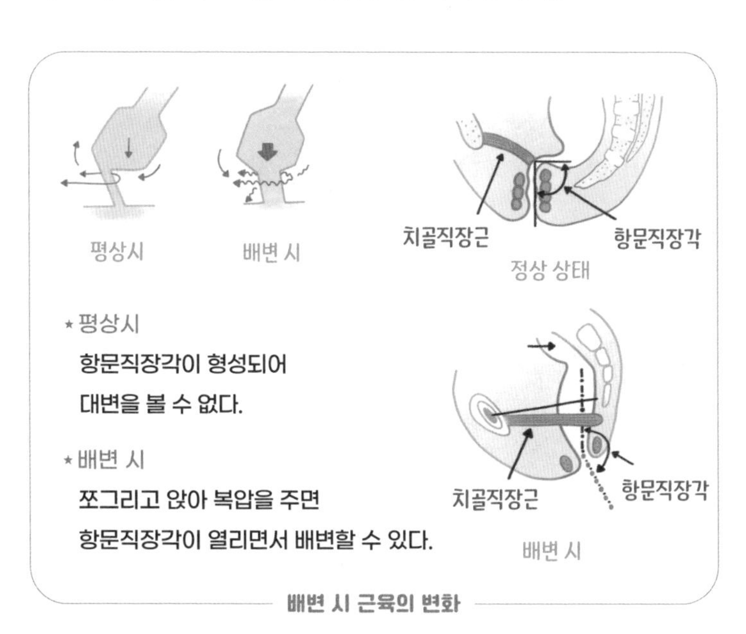

배변 시 근육의 변화

대변을 보려면 치골직장근이 느슨해져야 하는데, 느슨해지지 못하는 병을 '항문거근 이완불능증'이라고 합니다.

다른 하나의 중요한 근육은 항문괄약근입니다. 항문괄약근이 너무 약하면 변실금이 생깁니다. 반면에 항문괄약근이 너무 강해도 대변이 잘 안 나옵니다.

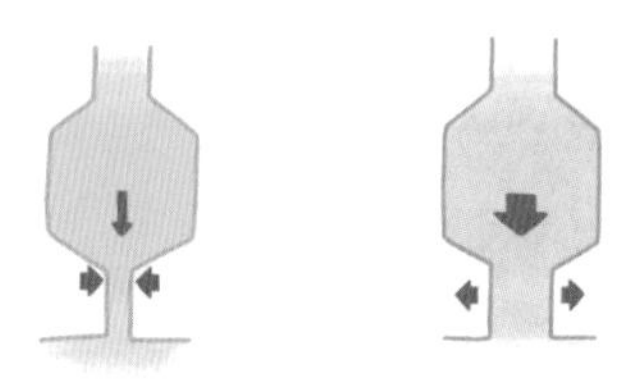

진단

배변조영술을 하면 알 수 있습니다. 치골직장근이 비후되어 앞쪽(치골)으로 파여 있고, 치골직장근이 열려야 할 때 열리지 않고 검사가 끝난 후에 조영제인 바륨이 배설되지 않고 직장에 남아 있으면 항문거근 이완불능증이라고 할 수 있습니다.

치료

우선 변비약(변완하제), 관장 등의 보존적 치료를 합니다. 물리치료 격인 바이오피드백 배변 훈련을 시행합니다. 항문을 조이라고 했다가 푸는 연습을 시키는데, 병원에서 하면 모니터로 항문압의 변화를 보면서 할 수 있어 효과적입니다.

치골직장근을 조금 약하게 하는 트리암시놀론 주사나 보툴리늄톡신을 치골직장근에 주사하기도 합니다. 니트로글리세린 연고를 바르는 것도 효과를 볼 수 있습니다. 외과적 치료로 내괄약근 절개술을 하듯이 치골직장근의 일부를 절개하는 방법도 이집트 카이로대학 샤픽 교수 등이 시행하였는데, 효과는 좋지 않은 것으로 알려져 있어 잘 시행하지는 않습니다.

결론

화장실에서 힘을 주어도 배변이 잘 안 되고 오래 있어야 하는 경우나 손으로 파내야 하는 경우, 배변 후에도 잔변감이 있는 경우에는 이 질환이 의심되므로 전문병원에서 검사를 받고 치료하는 게 좋습니다.

Q11. 항문괄약근이 항문을 꽉 조여도 대변이 안 나오나요?

치열, 외치핵, 치루 등으로 항문이 아픈 경우에 항문압이 상승되어 대변이 안 나와 변비가 됩니다.

항문괄약근이 너무 세도 항문압이 높아 대변을 보기 힘듭니다. 복압이 항문압보다 세야 대변이 배출되기 때문입니다.

항문괄약근이 너무 약하면 변이 새는 변실금이 됩니다. 반면에 항문괄약근이 너무 강하면 변이 잘 안 나옵니다. 배에 힘을 주어 복압이 항문괄약근의 압력보다 더 세야 변이 나옵니다. 치열이 있는 경우 항문압이 높은 경우가 많아 대개는 대변이 잘 안 나와 변비가 동반됩니다.

평상시	배변 직전의 직장항문 억제 반사	배변 시
항문괄약근이 항문을 조여주어 괄약이 유지됩니다.	배변 직전에 변이 직장을 채우면 내항문괄약근은 열리고 외항문괄약근은 닫힙니다.	계속 복압을 주면 외괄약근이 열리며 배변을 하게 됩니다.

항문괄약근의 수축과 이완

증상

치열의 경우, 배변 시나 배변 후에 통증이 오래 지속됩니다. 배변 시 힘을 너무 주어 항문 혈관이 파열되어 혈전성 치핵이 잘 생깁니다. 혈전성 치핵이 자주 생기는 사람은 항문내압 검사를 반드시 받아봐야 합니다.

진단

직장항문 수지 검사를 해봐도 알 수 있지만, 객관적으로는 항문내압 검사를 하여 항문압을 측정해보면 알 수 있습니다.

치료

항문확장술(손가락으로 벌려주기)이나 항문내괄약근 부분 절개술을 해서 항문압을 약간 떨어뜨리는 치료를 합니다.

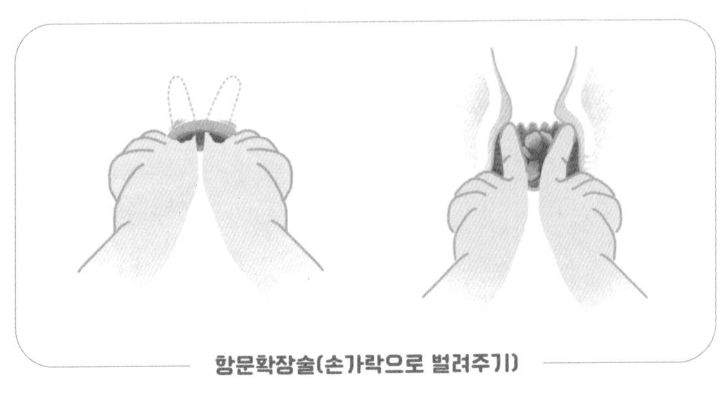

항문확장술(손가락으로 벌려주기)

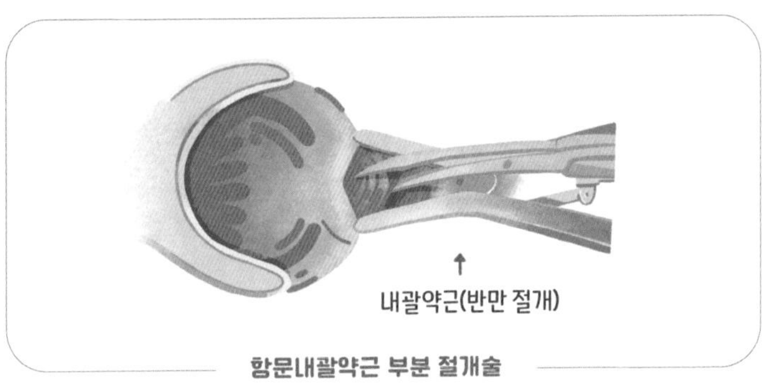

항문내괄약근 부분 절개술

치열의 경우 항문압이 높아 내괄약근 부분 절개술을 많이 시행하는데, 경한 변실금을 초래할 수 있습니다. 최근에는 치열 치료에 이 수술보다 피부판 이동술(집모양 피판술) 수술을 주로 하는 경향입니다.

Q12.

과민성 장 증후군도 변비를 일으키나요?

과민성 장 증후군은 전체 인구의 약 15%가 고통받는 질환입니다. 대장항문 전문병원, 소화기내과 환자의 20% 이상이 과민성 장 증후군 환자입니다. 현대의학에서는 발생원인이 아직 확실히 밝혀지지 않고 있습니다. 필자는 과민성 장 증후군이 현대인이 너무 많이 먹어서 우리 몸의 장이 다 감당하지 못해 생긴 질환으로 생각하고 있습니다. 즉, 담즙산이 과다하게 분비되어 자신의 장에 문제를 일으킨 것으로 생각합니다. 대변에 섞여 있는 담즙산이 복통을 일으키는 것으로 생각되며, 배변을 하고 나면 복통이 사라집니다.

증상

복통을 동반한 변비나 설사가 있고 간혹 변비, 설사가 교체되기도 합니다. 주로 20~40대에 많고, 여성이 남성보다 1.5 : 1의 비율로 높습니다. 여성에게는 변비형이 많고, 남성에게는 설사형이 많습니다.

변비나
설사를 반복한다.
스트레스
배변 후에는
복통이 사라진다.
변비나
설사가 계속된다.
식사 후,
꼬르륵하고
배가 아프다.
성실, 꼼꼼,
신경질적, 스트레스
많이 받는 성격

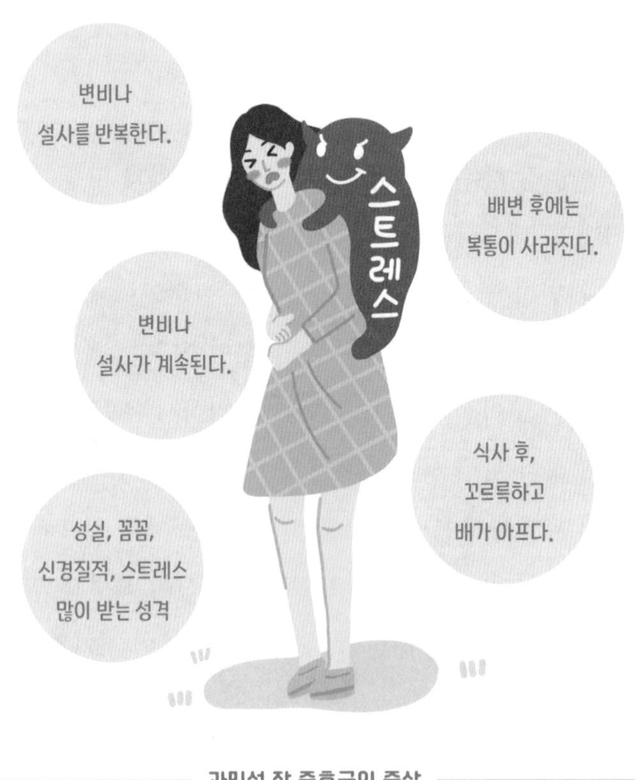

과민성 장 증후군의 증상

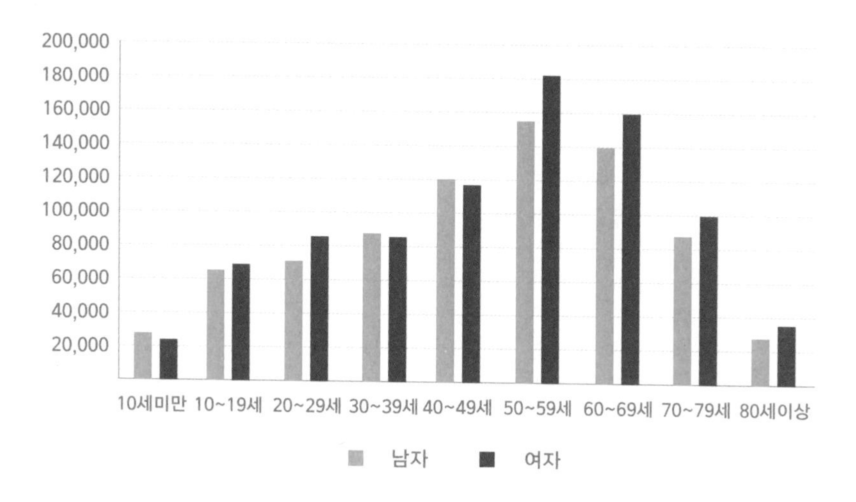

(출처 : 건강보험 심사 평가원)

총 환자 수 1,648,599명 (남자 : 781,859명 | 여자 : 866,700명)

2018 과민성 장 증후군의 유병률(연령별 추이)

진단

과민성 장의 증상이 대장암, 궤양성대장염 등의 증상과 비슷하므로 이런 병이 없다는 것을 확인해야 과민성 장이라고 진단할 수 있습니다. 대장내시경, 혈액 검사 등을 하여 다른 대장질환이 없다는 것을 확인하고 유당 내성 검사를 해봅니다.

1) 과민성 장 증후군의 정의

반복되는 복통 또는 복부 불쾌감이 최근 3개월 동안 최소

월 3회 이상 있고, 아래의 2항목 이상을 만족하는 경우

① 배변으로 복통 등 증상이 없어지거나 가벼워진다.

② 발병이 배변 횟수의 변화된 시기와 일치한다.

③ 증상 발현이 변 모양(형태)이 변한 시기와 일치한다.

상기 증상이 3개월 이상 지속되고 있으며 진단 시 6개월 이상 전부터 발현하고 있으면 과민성 장 증후군을 의심해봐야 합니다.

2) 과민성 장 증후군의 특징

① 대장암, 궤양성대장염 등 기질적 질환이 없다.

② 복통, 복부 불쾌감 등의 복부 증상이 있다.

③ 설사, 변비 등의 장운동 이상이 있다.

④ 지속성, 재발성으로 만성의 경과를 취한다.

⑤ 스트레스와 밀접한 관계가 잇다.

⑥ 위와 같은 증상으로 고통을 느낀다.

치료

과민성 장 증상이 불편하여 이러다가 죽는 게 아니냐고

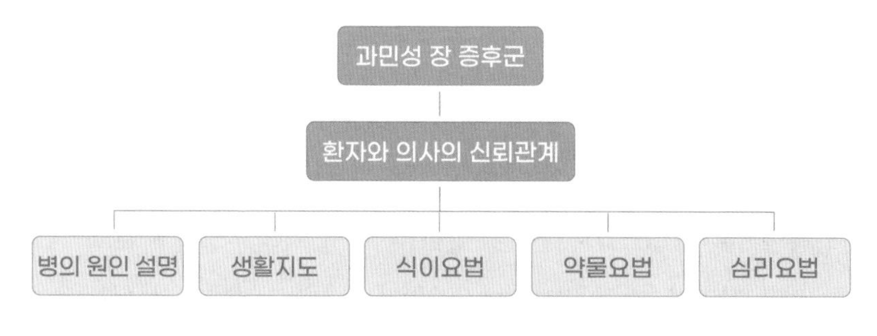

과민성 장증후군 환자의 치료

걱정하는 환자들이 많은데, 검사 후 의사로부터 괜찮다는 말을 들으면 안심해도 됩니다. 앞서 말했듯이 과민성 장 증후군은 음식물의 과다 섭취로 인해 장이 감당을 못해 생긴 질환이므로 무엇보다 소식, 여러 번 씹어 먹기 등 식습관의 개선이 중요합니다. 그다음으로 일찍 자고 일찍 일어나기, 운동, 휴식 등으로 스트레스를 완화시켜야 하며 약물요법도 도움이 됩니다.

◆ 생활요법

일찍 자고 일찍 일어나는 규칙적인 수면 습관, 아침 식사 후 매일 배변하는 습관, 휴식 등이 필요합니다.

◆ 식이요법

소식하는 것과 차를 몇 잔 먹으면서 아침을 건너뛰고, 점심, 저녁 하루 두 끼 식사하는 간헐적 단식이 큰 도움이 됩니다. 음식물은 20번 이상 천천히 씹어 먹고, 채소를 많이 먹되 되도록 데쳐 먹는 등 익혀 먹습니다. 소화가 잘 되는 음식을 먹고, 육류를 먹되 조금 적게 먹습니다.

단백질 보충은 익힌 어류가 육류보다 도움이 됩니다. 탄산가스가 들어 있는 음료, 껌, 고지방 식사, 우유, 밀가루 음식 등을 삼가고, 흡연을 금하며, 술은 줄입니다. 술을 먹을 때는 생수와 같이 먹는 것이 좋습니다.

◆ 운동요법

매일 20~30분의 산책이나 스트레칭도 좋습니다.

◆ 약물요법

증상에 따라 치료합니다. 복통이 있으면 장관운동을 억제하는 평활근 이완제인 진경제(부스코판, 메녹틸 등)가 도움이 됩니다. 변비가 있으면 변비약, 설사를 하면 로페라마이드 등 지사제를 사용합니다. 우울증이 있으면 세로토닌계 항우울제가 도움이 됩니다.

◆ 심리적인 안정

복식호흡을 동반한 명상이나 기도가 스트레스 해소와 심리적인 안정에 큰 도움이 됩니다.

결론

소식, 여러 번 씹어 먹기 등 장관을 휴식시켜주는 것이 가장 중요합니다. 장의 유익균을 늘려주는 유산균도 큰 도움이 됩니다.

Q13. 대장암도 변비가 생길 수 있나요?

대장암으로 대장이 70~80% 이상 좁아지면 변의 통과 장애가 생겨 변비가 생길 수 있습니다. 반면에 직장암의 경우, 우리 몸에서는 직장에 생긴 종양을 변으로 인식하여 자꾸 변의가 생기기 때문에 화장실에서 배변 시도를 하루에 5회 이상, 심지어 10회 이상 할 수도 있습니다. 이처럼 대장암은 변비, 빈번한 배변(설사)을 모두 일으킬 수 있습니다.

최근 대장암이 급증하고 있습니다. 미국에서는 폐암에 이어 두 번째로 많은 암이고, 한국에서도 위암에 이어 두 번째로 발생 빈도가 높은 암입니다.

최근 대장암이 급증한 원인은 과도한 육류 섭취, 비만, 당뇨병, 운동 부족 등에 있습니다. 대장암의 증상은 초기에는

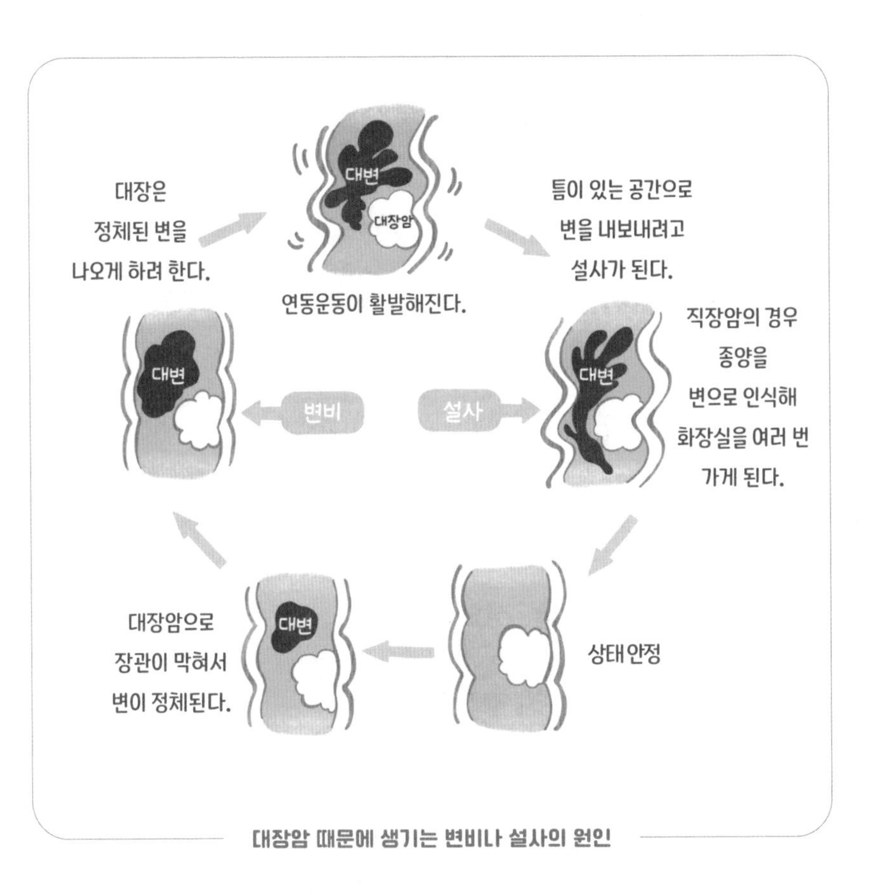

대장암 때문에 생기는 변비나 설사의 원인

무증상이나 진행이 되면 변비, 설사, 하루 5회 이상의 배변, 복통, 잔변감 등이 생깁니다.

대장암은 수술이나 항암치료를 하고, 직장암의 경우에는 방사선 치료를 합니다. 조기 대장암은 내시경만으로도 절제할 수 있습니다. 대장암을 예방하기 위해서는 올바른 식습관과 생활습관이 중요합니다.

대장암의 진단은 대장내시경이 가장 정확합니다. 정기적인 검사, 즉 3~5년마다 대장내시경을 하여 조기 발견하는 것이 중요합니다. 대장암의 90%는 대장 용종이 커져서 생기므로 대장 용종을 미리 절제하면 대장암이 발생하지 않습니다. 대장암의 완치율은 70% 정도이지만 조기 발견하면 90% 이상에서 완치됩니다.

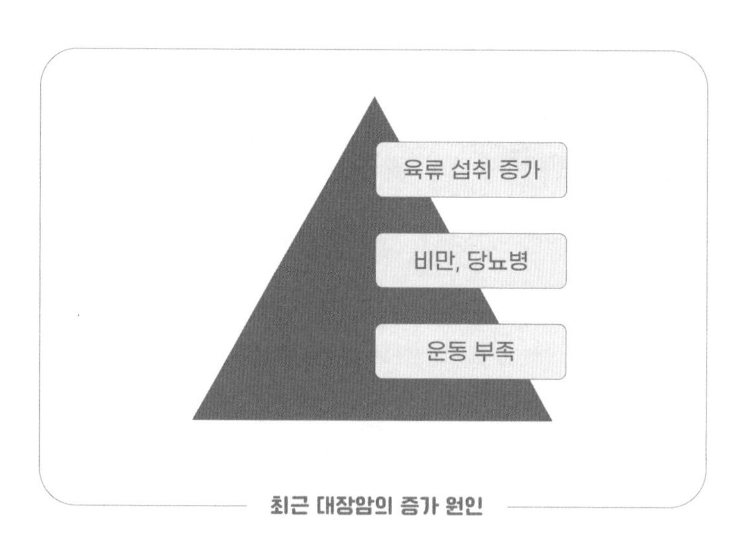

최근 대장암의 증가 원인

Q14.

변비를 일으키는 약이 있나요?

변비 환자를 보다보면 약 때문에 변이 되게 나오는 분도 의외로 많습니다.

어떤 약이 변비를 유발하는지 살펴보겠습니다.

1) 정신병 약, 항우울제, 파킨슨병 치료약

이런 약제는 장관 벽의 평활근 세포에 항콜린 작용을 하기 때문에 변비를 유발합니다. 특히, 페노다이아진계 항정신병 약은 만성변비를 유발하고, 변이 뭉쳐 장폐색 증상을 유발하며, 대장의 염증, 출혈, 궤양, 심지어는 천공까지 생길 수 있습니다. 항우울제인 염산이미프라민, 염산클로미프라민도 변비를 유발합니다. 파킨슨병 치료약인 레보도파 역시 변비를 유발합니다.

2) 제산제, 알마겔

제산제에 포함된 알루미늄, 칼슘 제제는 장관의 연동운동을 억제하여 변비를 유발합니다.

3) 부스코판 등 진경제(항콜린 약)

이런 약은 소화관의 긴장도를 떨어뜨려 연동운동을 감소시키고, 위액분비 억제 작용이 있어 변비를 유발합니다.

4) 고혈압 치료약(칼슘통로 차단제, 이뇨제)

5) 이뇨제

6) 항암제

7) 항히스타민제

8) 근이완제

9) 빈혈약 : 철분 제제

10) 지사제(로페라마이드 등)

결론

이런 약을 복용하여 변비가 생겼다면 식이요법, 변비약(염류하제 등)을 같이 복용하든지, 필요 없는 약을 습관적으로 먹지 말고 약제를 줄여나가는 노력을 해보면 변비가 호전됩니다.

변비를 유발하는 약		
약효 분류		주요 약제
1	항정신병제제	클로르프로마진, etc.
2	제산제	알루미늄 화합물, 칼슘 화합물, etc.
3	항콜린제	부스코판, 아트로핀, etc.
4	마약	염산 모르핀, 인산코데인, etc
5	고혈압 약	암로디핀
6	항우울제	삼환계 : 아미트립틸린, 이미프라민 사환계 : 미르타자핀, etc.
7	파킨슨병 치료제	아텐, 아키네톤, etc.
8	강압제	칼슘 길항제, etc.
9	이뇨제	알닥톤, etc.
10	항히스타민제	디펜히드라민, 프로메타진, etc.
11	근이완제	아로베스트정, 바클로펜 에페리정, etc.
12	항암제	빈크리스틴, 비노렐빈, etc.
13	고지혈증 치료제	콜레스티라민

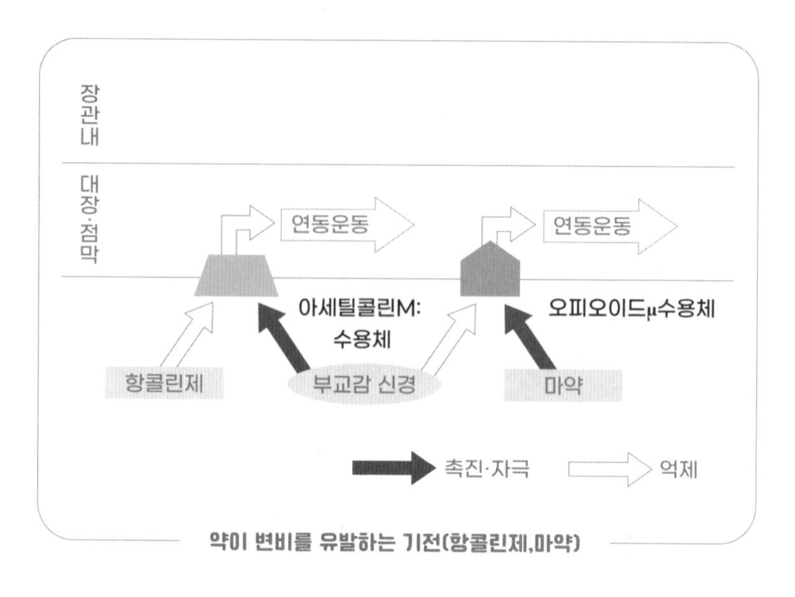

약이 변비를 유발하는 기전(항콜린제,마약)

Q15.

변비 환자를 진단하는 흐름은 어떻게 되나요?

변비 환자 진단 순서

① 문진: 문진표를 작성하게 한 후 증세를 물어본다.

② 항문 수지 검사와 항문경 검사를 한다. 항문에 튀어나온 치질, 통증 여부, 항문압 정도, 항문의 톤, 직장류, 직장 내 변의 유무를 살펴본다.

③ 항문과 직장에 종괴(암 등)가 의심되면 관장 후 S상결장경 검사를 즉시 한다.

④ 항문내압 검사 / 항문 초음파 / 배변조영술 등 직장항문 기능(생리) 검사와 혈액 검사, 소변 검사 등 기본 검사(빈혈 검사, 간기능 검사, 응고기능 검사, 갑상선호르몬 검사)를 한다.

⑤ 필요하면 대장내시경 검사를 한다.

⑥ **변비가 심하면 대장 통과시간 검사를 한다**(검사 시간이 5일 이상 소요되므로 가장 늦게 한다).

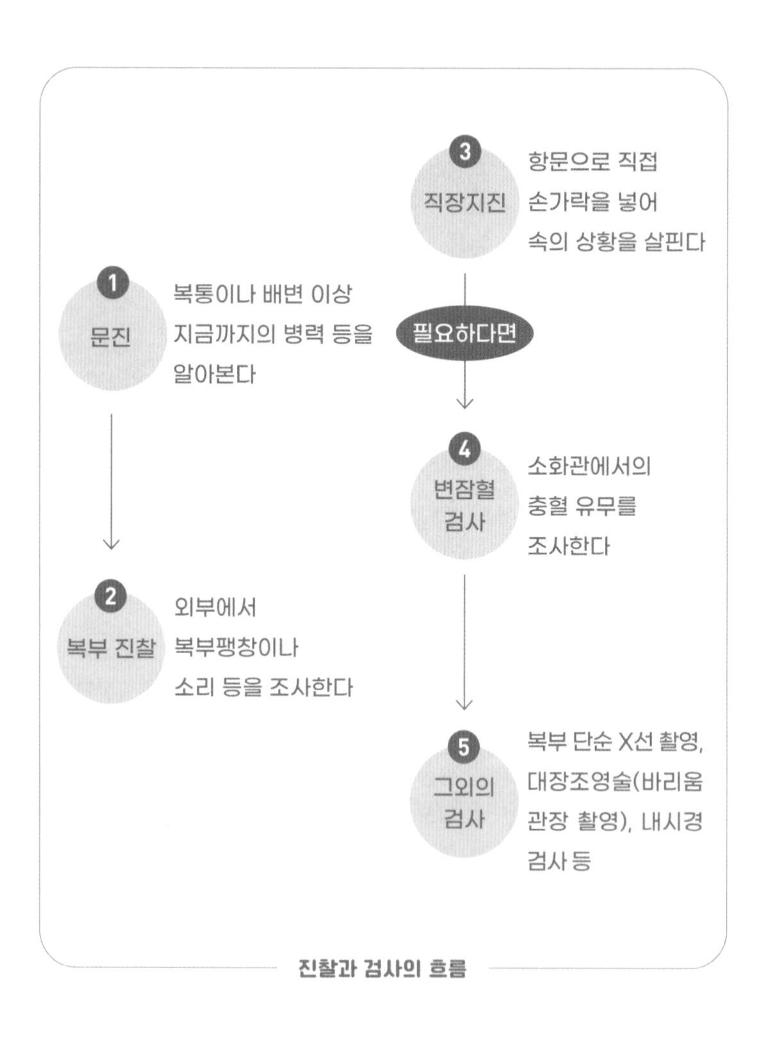

진찰과 검사의 흐름

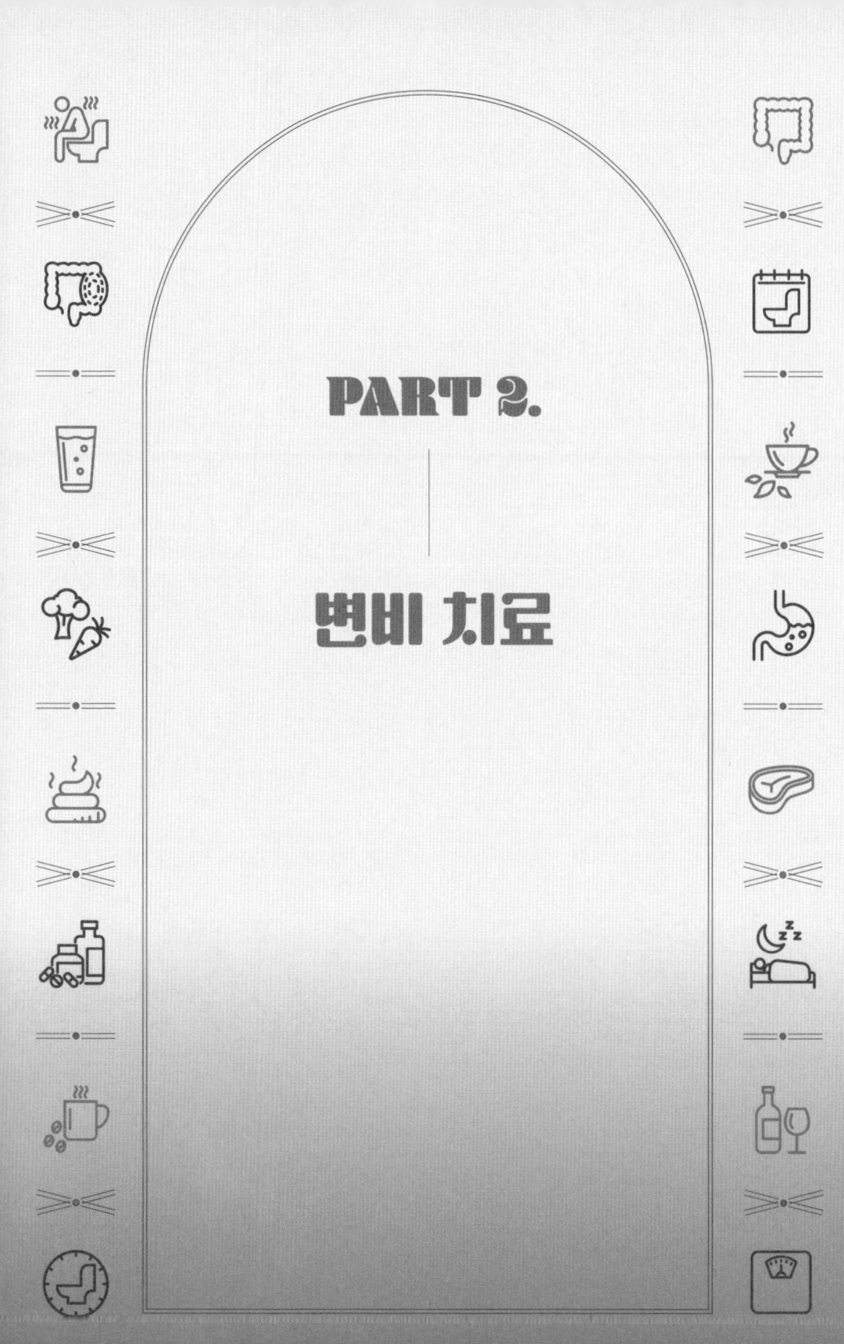

PART 2.

변비 치료

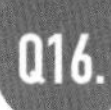

병원에서 하는 변비 검사 방법에는 어떤 것들이 있나요?

일반인들은 "변비쯤이야" 하고 대수롭지 않게 그냥 넘길 수도 있습니다. 그러나 당신의 변비는 어쩌면 대장암 등 심각한 질병으로 인해 생긴 것인지도 모르며 또한 변비로 인해 다른 질환이 유발될 수도 있습니다. 또한 변비는 그 원인이 다양하기 때문에 검사를 통해 원인을 찾는 것이 치료의 지름길입니다. 변비가 생겼다면 내 몸의 이상 신호로 받아들이고 한 번쯤 전문 의사에게 찾아가 진찰을 받아보는 것이 좋습니다.

변비 검사 방법 – 문진과 촉진(물어보고, 만져보고)

병원을 찾게 되면 의사는 환자가 호소하는 여러 증상을 듣고 변비의 원인을 찾습니다. 따라서 환자는 현재의 증상을 가능하면 자세히 그리고 요령껏 정리해 종이에 적어서 전달하는 것이 중요합니다.

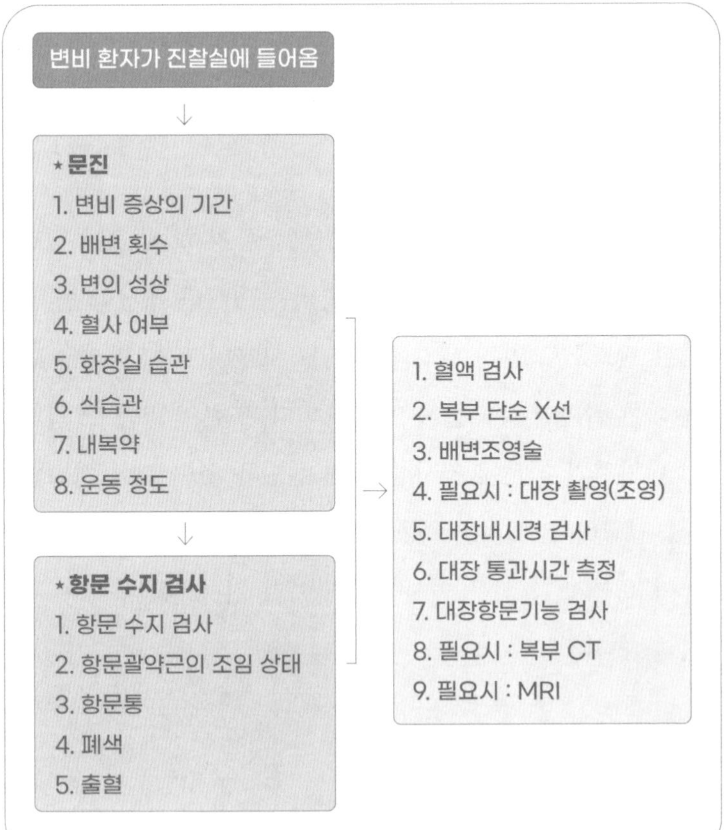

변비 환자가 진찰실에 들어옴

↓

⋆문진

1. 변비 증상의 기간
2. 배변 횟수
3. 변의 성상
4. 혈사 여부
5. 화장실 습관
6. 식습관
7. 내복약
8. 운동 정도

↓

⋆항문 수지 검사

1. 항문 수지 검사
2. 항문괄약근의 조임 상태
3. 항문통
4. 폐색
5. 출혈

→

1. 혈액 검사
2. 복부 단순 X선
3. 배변조영술
4. 필요시 : 대장 촬영(조영)
5. 대장내시경 검사
6. 대장 통과시간 측정
7. 대장항문기능 검사
8. 필요시 : 복부 CT
9. 필요시 : MRI

변비 환자의 진찰 순서 흐름도

언제부터 변비가 시작된 것인지, 배변 간격은 어느 정도인지(며칠에 한 번 배변하는지), 변 상태가 어떠한지(굳은 정도나 색깔, 양 등), 복통은 있는지, 잔변감이 있는지, 기타 자각 증상이 있는지, 변에 혈액 등이 섞여 있는지 등을 물어봅니다. 이 밖에도 변비약을 복용한 적이 있는지, 치질 증상이 있는지도 중요한 정보이니 빼놓지 말고 이야기해야 합니다.

다음 장에 소개한 변비 문진표를 작성해서 의사에게 보여주면 시간이 절약될 것입니다.

다음으로 의사는 장에 이상한 움직임이나 이상한 소리가 나는지 청진기로 들어봅니다. 그리고 복부를 손으로 만져보고 복부에 이상한 팽창이나 종괴 유무, 복통의 유무 등을 살펴본 후에 그 원인을 살펴보기 위한 검사를 하게 됩니다.

변비 문진표

성명: 남 · 여   세   작성일: 20   년   월   일

1. 얼마나 오랜 기간 변비가 있었습니까?

① 1개월 미만 ② 1~6개월 ③ 6개월~1년 ④ 1~3년 ⑤ 3~5년 ⑥ 5년 이상(년)

2. 며칠에 한 번 변을 보십니까?

① 매일 ② 2~3일 ③ 4~5일 ④ 5~7일 ⑤ 7~8일 ⑥ 8일 이상(일)

3. 배변 전에 변의를 느끼십니까?

① 잘 느낀다 ② 보통이다 ③ 못 느낀다

4. 배변 보는 시간은 얼마나 걸립니까?

① 5분 이내 ② 5~10분 ③ 10~15분 ④ 15~20분 ⑤ 20분 이상(분)

5. 배변 시 얼마나 힘을 줍니까?

① 조금 ② 보통 ③ 많이 ④ 매우 많이

6. 변이 얼마나 단단합니까?

① 묽은 변 ② 말랑말랑한 변 ③ 단단한 변 ④ 매우 단단한 변

7. 변의 양은 얼마나 됩니까?

① 적다 ② 보통 ③ 많다

8. 변의 상태는 어떻습니까? 해당사항에 모두 ○해 주십시오.

① 가는 변 ② 굵은 변 ③ 토끼똥 같은 변 ④ 고약같이 검은 변 ⑤ 혈액이 섞인 변

9. 배변 후 잔변감이 있습니까?

① 있다 ② 없다

10. 복통이 있습니까?

① 있다 ② 없다

11. 배에서 만져지는 응어리가 있습니까?

① 있다 ② 없다

12. 여성분만 답해 주십시오.

(1) 임신 중이십니까?   ① 예(현재   개월)   ② 아니오

(2) 분만한 경험이 있습니까?   ① 예(회)   ② 아니오

Q17.

변비 치료에도 순서가 있나요?

대변을 4일간 보지 못했다. 몸은 찌뿌둥하고, 배는 묵직하고 복통도 약간 있다. 여성일 경우, 대놓고 말도 못 하고 약간 당황스럽기도 하다. 어떻게 해야 하나? 변비약을 먹을까? 관장을 해볼까? 비데는?

변비가 벌써 몇 년째 지속되고 있는데 어떻게 해야 할까?

만성변비는 여러 치료법이 있습니다.
쉽게 할 수 있는 치료법을
속 시원히 알려드릴게요.

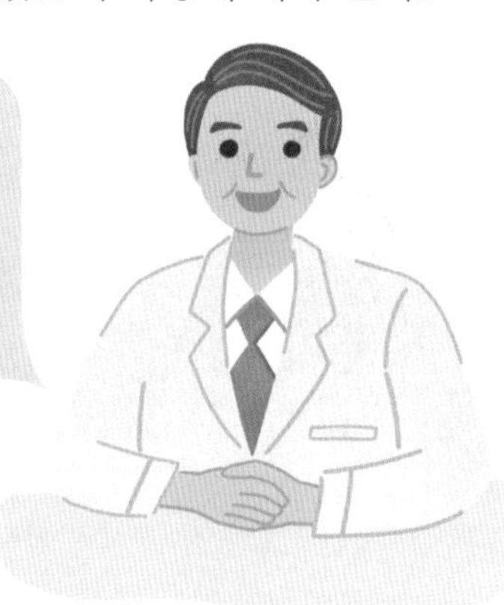

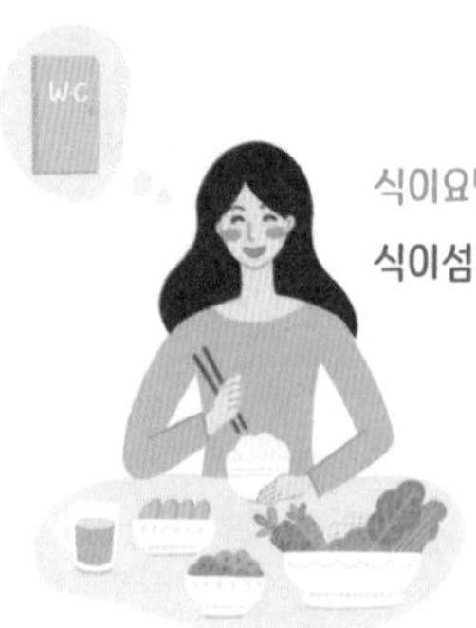

식이요법

식이섬유를 충분히 섭취하고 규칙적으로 먹는다.

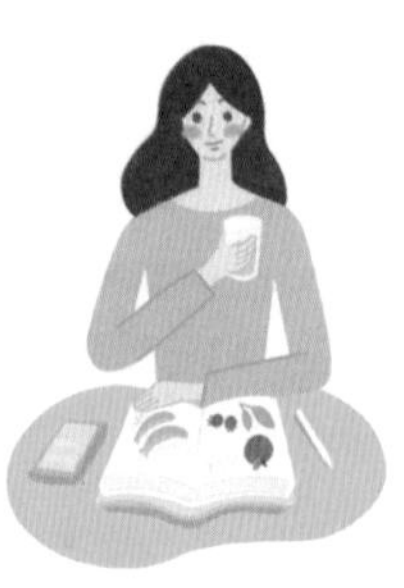

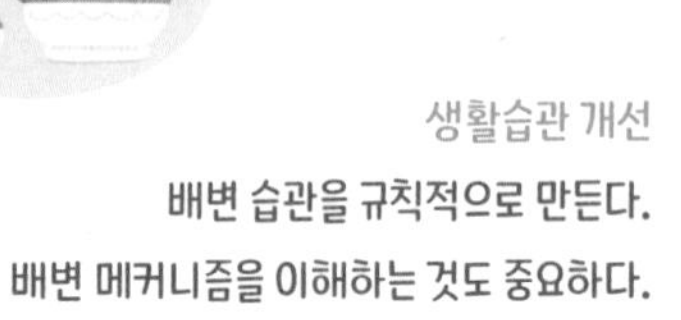

생활습관 개선

배변 습관을 규칙적으로 만든다.
배변 메커니즘을 이해하는 것도 중요하다.

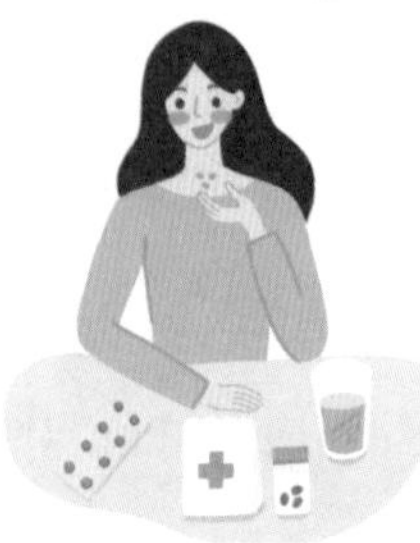

약물요법

변비의 유형이나 증상에 따라 변비약을 처방받는다.

적당한 운동

체조나 마사지 등의 운동을 해준다.

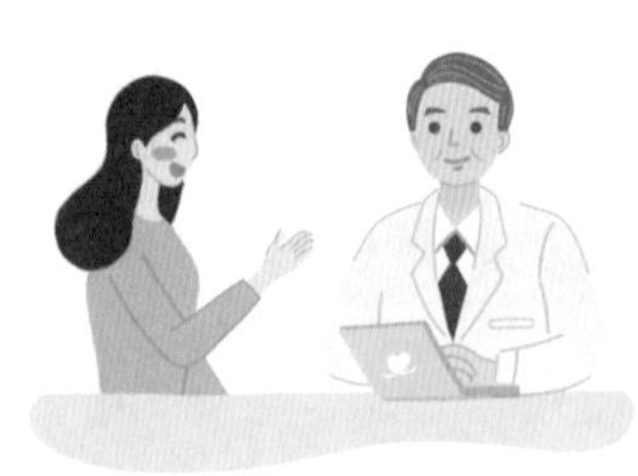

정신적 케어

변비에 대한 이해를 도모하고
불안과 스트레스를 해소한다.

변비 치료의 기본

이 모두 다 잘 안 되면 관장 혹은 배변 자세의 교정이 필요합니다. 또한 변비의 원인이 되고 있는 병이 있는 경우에는 우선 그 치료를 실시하는 것이 중요합니다.

첫째, 물이나 차를 1~2컵 먹어 변의를 유발한 후 배변합니다.

둘째, 비데를 사용합니다(항문을 자극하고 항문 안으로 물이 들어가게 합니다).

혹은 관장하여 변을 빼냅니다.

셋째, 식습관을 개선합니다.

넷째, 생활습관을 개선합니다.

다섯째, 적당한 운동을 합니다.

여섯째, 약물로 치료합니다.

일곱째, 전문적인 검사와 치료를 합니다.

① 체중이 줄어듦

② 혈변이 있음

③ 없던 변비가 갑자기 생김

④ 잔변감이 있음

⑤ 대장암 가족력이 있음

위 다섯 가지 증상이 있으면 전문적인 의료 기관에서 변비의 원인을 검사하고 치료합니다.

1. 위험한 병이 숨어 있지 않은지 확인

⋆ 아래의 다섯 항목 중 당신에게 해당되는 항목은?

- □ 변비 또는 설사가 최근에 갑자기 발병함
- □ 체중이 줄어듦
- □ 대장암 가족력이 있음
- □ 혈변이 있음(항문 출혈이 있음)
- □ 잔변감이 있음

해당되지 않는다

2. 식사 · 생활습관 개선

3. 약물에 의한 치료

4. 전문적인 병의원 검사·치료

전문적인 의료 기관에서 변비의 원인을

자세히 조사하여 원인에 맞는 치료를 시행합니다.

하나라도 해당된다

↓

의료 기관에서 진찰 및 검사

↓

치료

변비 치료의 프로세스

옛날부터 변비가 있었다고 해도

다른 증상이 있으면 우선 의사에게

진찰을 받읍시다!

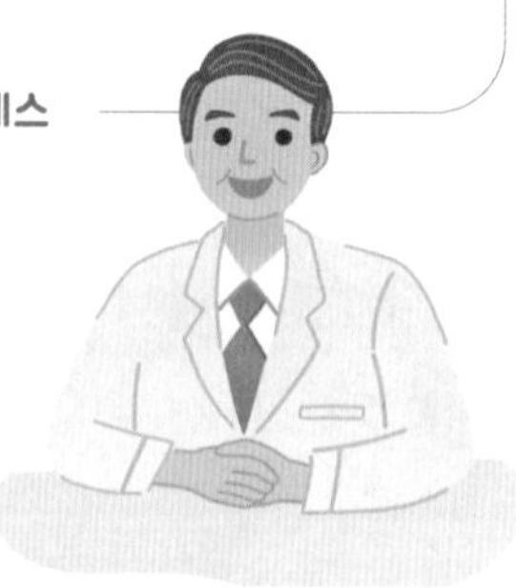

Q18.

비데를 이용한 변비 치료법도 있나요?

변비일 때는 우선 비데 사용을 권합니다. 배변 전 비데를 하면 항문이 자극돼서 직장항문 반사운동이 유발되어 변의가 생기기 때문입니다.

관장 대신 비데 버튼 중 쾌변 기능을 2~3분 이용합니다. 쾌변 기능은 물이 약간 세게 나와 항문 안으로 물이 들어가 관장하는 효과가 있습니다.

보통 비데 버튼은 다음과 같은 순서입니다.

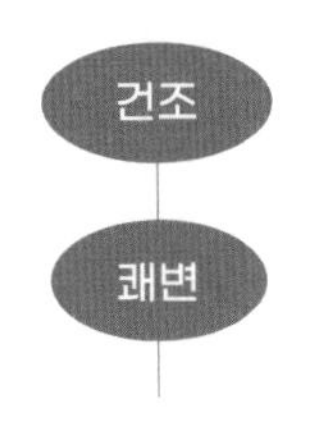

여기에서 쾌변 버튼을 누르면
물이 세게 나와 물이 항문 안으로 들어갑니다.

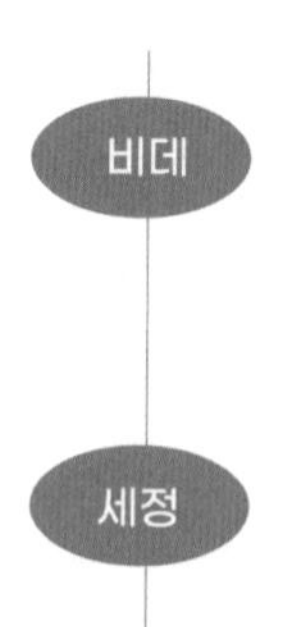

비데는 여성들이 소변 후 세척 시 사용할 수 있으나 권하지 않습니다. 소변을 볼 때마다 계속 비데를 쓰면 습기가 많아서 곰팡이 균(진균)이 자라 항문이 가려울 수 있습니다.

용변 후에는 세정을 누릅니다.

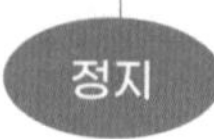

비데가 끝난 후 정지 버튼을 누르면 물로 세정하는 게 끝이 납니다.

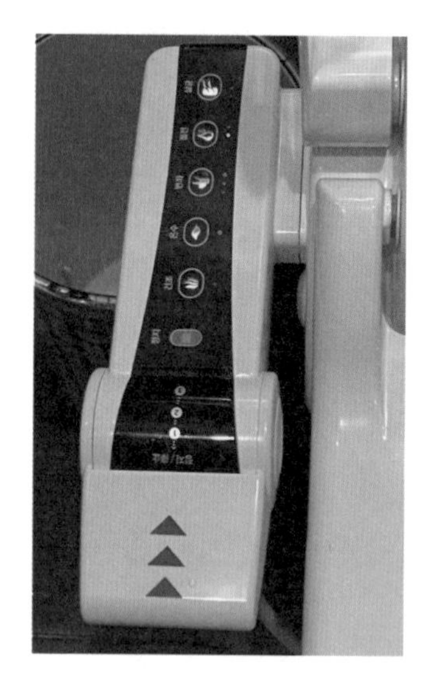

최근 식약청에서 변비 전용으로 허가받은 제품이 있어 소개해 보겠습니다.

이 제품은 맨 아래에 물의 세기를 조정할 수 있는 기능이 있어서 물의 세기를 직접 조정할 수 있습니다.

이 러버를 당기면 물이 나오는데, 많이 당기면 물이 세게 나와 항문 안으로 물이 들어가게 되어 관장을 하는 효과가 있습니다.

Q19. 점검해야 할 생활습관에는 어떤 것들이 있나요?

올바른 생활 습관은 변비를 예방해줄 뿐만 아니라 치료도 해줍니다.

변비가 만성적으로 있는 분들은 조기 기상, 조식 후 배변, 알맞은 식물성 섬유소 섭취, 적당한 수분 섭취, 체조 등만 잘 하면 쾌적한 배변을 할 수 있습니다.

따라서 다음을 체크해야 합니다.

① 조기 기상

② 조식(혹은 조식 대신 차 3잔)

③ 식물성 섬유소 섭취(매일 25gm 이상)

④ 수분 섭취(매일 2L 이상)

⑤ 쾌면 여부

⑥ 아침 배변

⑦ 스트레스 과다 여부

⑧ 매일 걷기

⑨ 건강검진

⑩ 운동 습관

이 중 8개 이상이 바람직하고, 5개 미만이면 생활습관을 전반적으로 뜯어고쳐야 합니다. 변비뿐만 아니라 건강, 나아가 장수에도 지장이 있습니다.

Q20.

★배변을 쉽게 할 수 있는 자세가 있나요?★

유럽의 호텔 화장실에 한글로 쓰여 있는 문구가 있습니다. '변기에 올라가서 변을 보지 마세요.' 양변기에 올라가 볼일을 보는 한국 할머니들이 많기 때문입니다.

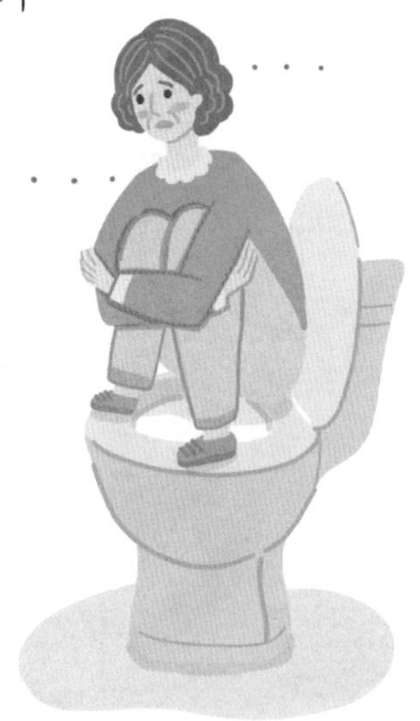

"나는 그 자세가 되어야 대변이 나오는데 어떻게 해요." 할머니의 항변입니다. 실제로 용변을 보기에는 재래식 화장실에서의 자세가 훨씬 유리합니다.

우리 몸의 항문관은 평상시에는 변실금을 막기 위해

항문관과 직장이 90도로 꺾여 있습니다. 치골직장근이 치골 쪽으로 뒷부분을 앞으로 당겨서 항문직장각이 형성되는 것입니다. 배변을 위해서는 치골직장근이 이완되어 항문직장각이 펴져야 대변이 나올 수 있습니다.

재래식 변기에 쪼그리고 있는 자세가 되어야 항문직장각이 펴져서 대변이 쉽게 통과될 수 있습니다.

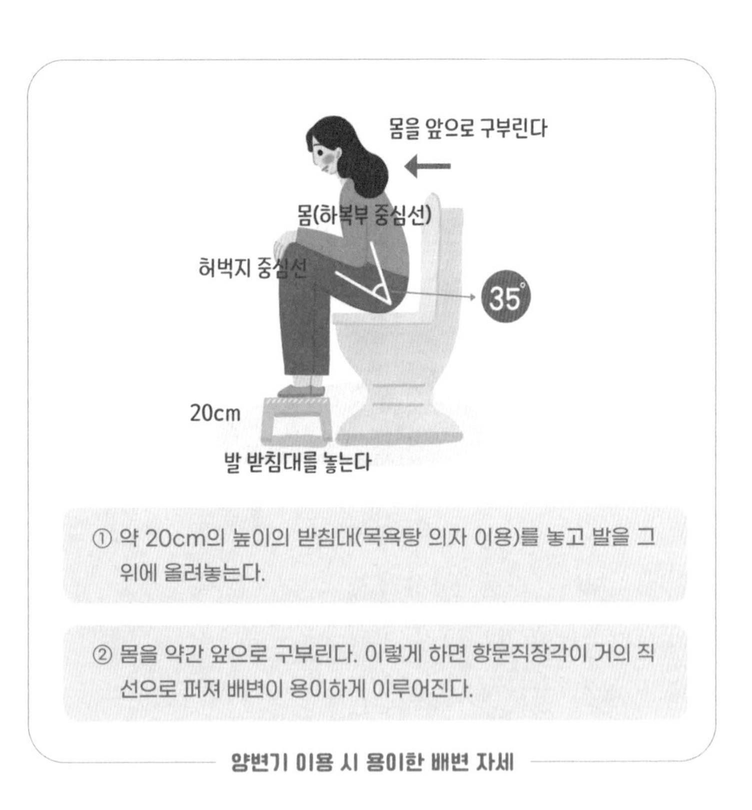

양변기 이용 시 용이한 배변 자세

양변기에 앉아 있는 자세는 항문직장각이 90도가 되어 대변의 통과가 잘 되지 않습니다. 그래서 할머니들이 양변기에 두 발로 올라가서 용변을 보는 것입니다.

따라서 양변기에서 대변이 잘 안 나올 때는 바닥에 약 20cm되는 발 받침대를 놓고 발을 그 위에 놓으면 항문직장각이 펴져서 용변을 쉽게 볼 수 있습니다. 허벅지(대퇴부) 중심선과 몸(하복부)의 중심선의 각도(몸~허벅지 각도)가 35°일 때가 대변이 잘 나오는 좋은 각도입니다.

양변기를 사용하더라도 재래식 화장실에 앉아 있는 것처럼 쪼그리고 앉는 자세를 만들면 배변이 쉬워집니다.

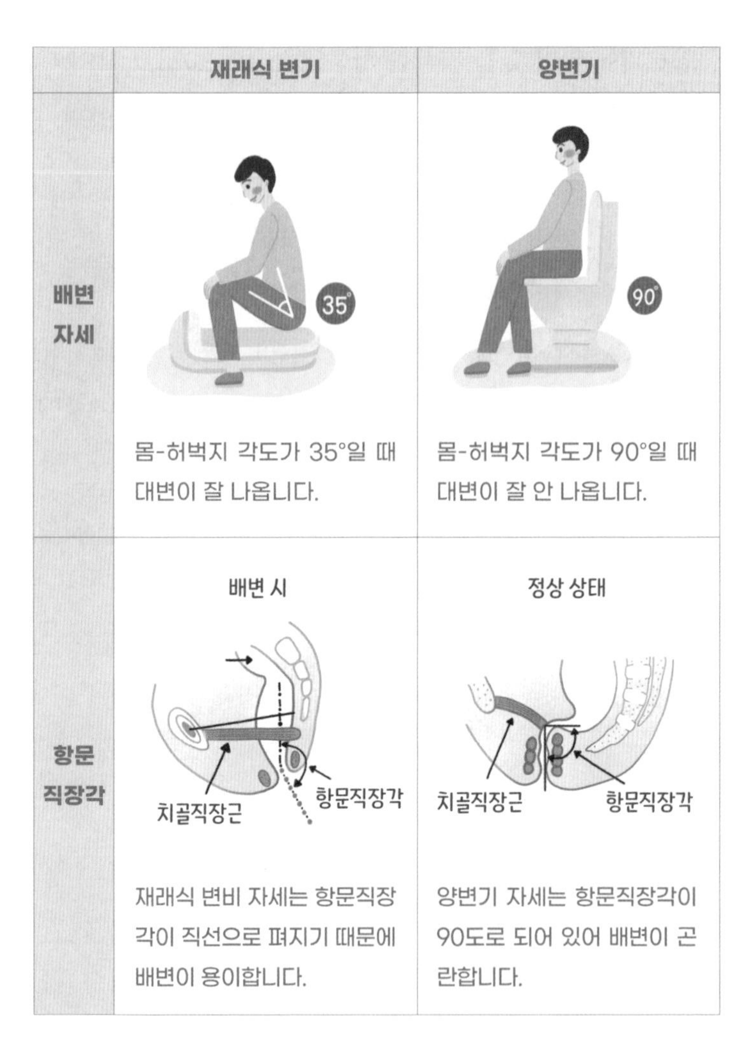

	재래식 변기	양변기
배변 자세	35° 몸-허벅지 각도가 35°일 때 대변이 잘 나옵니다.	90° 몸-허벅지 각도가 90°일 때 대변이 잘 안 나옵니다.
항문 직장각	배변 시 (치골직장근, 항문직장각) 재래식 변비 자세는 항문직장각이 직선으로 펴지기 때문에 배변이 용이합니다.	정상 상태 (치골직장근, 항문직장각) 양변기 자세는 항문직장각이 90도로 되어 있어 배변이 곤란합니다.

재래식 변기와 양변기 이용 시 항문직장각 비교

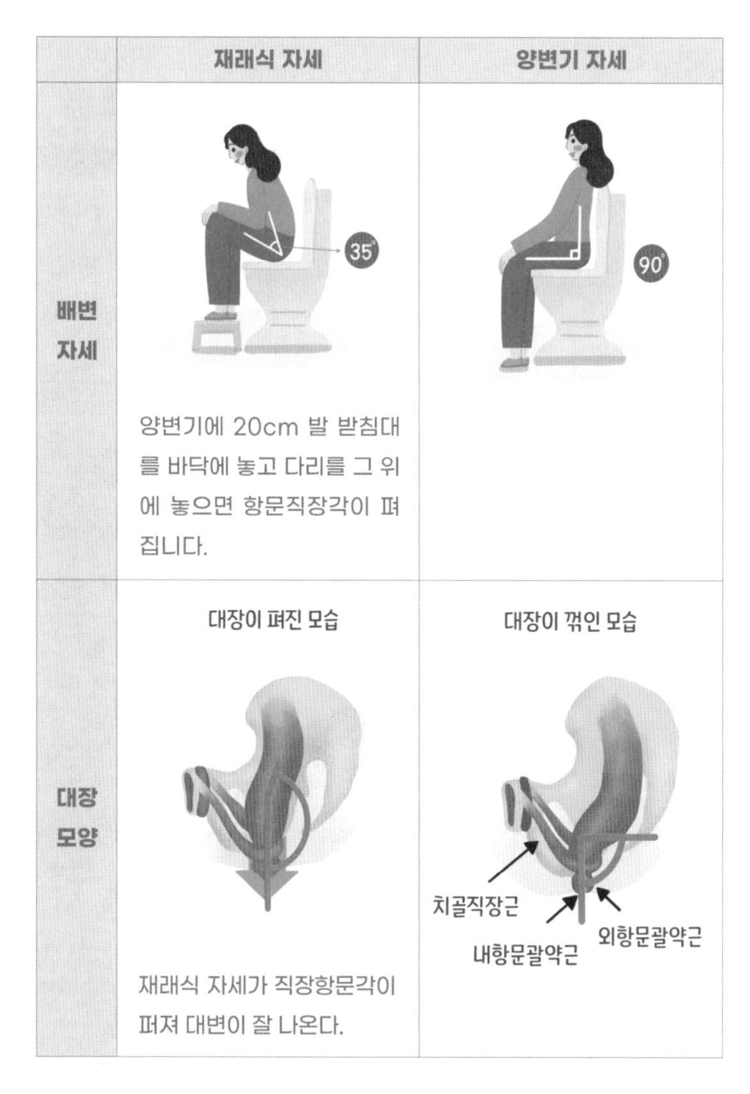

	재래식 자세	양변기 자세
배변 자세	35° 양변기에 20cm 발 받침대를 바닥에 놓고 다리를 그 위에 놓으면 항문직장각이 펴집니다.	90°
대장 모양	대장이 펴진 모습 재래식 자세가 직장항문각이 펴져 대변이 잘 나온다.	대장이 꺾인 모습 치골직장근 내항문괄약근 외항문괄약근

양변기 이용 시 대변이 잘 나오는 자세

Q21.

배변에 좋은 배변습관은 무엇인가요?

1. 아침 식후 규칙적으로 화장실에 갑니다.

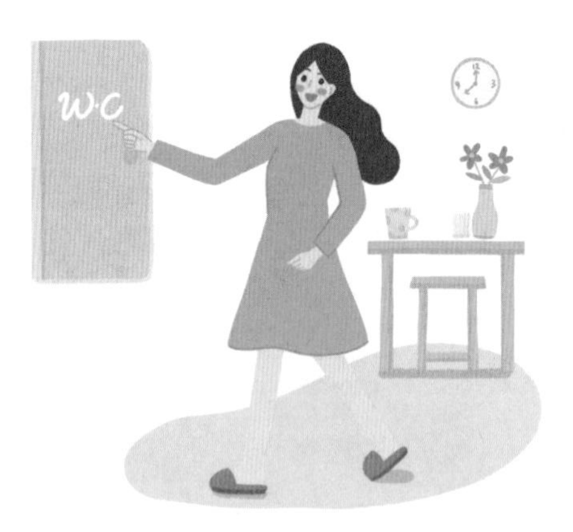

규칙적으로 화장실에 가는 습관을 들이면 자연적으로 변의가 생기기 쉽습니다.

2. 화장실에 핸드폰을 가져가지 않습니다.

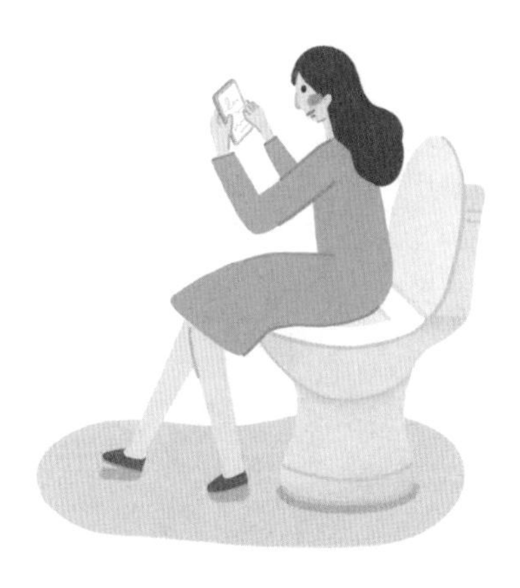

3. 화장실에 신문이나 책을 가져가지 않습니다.

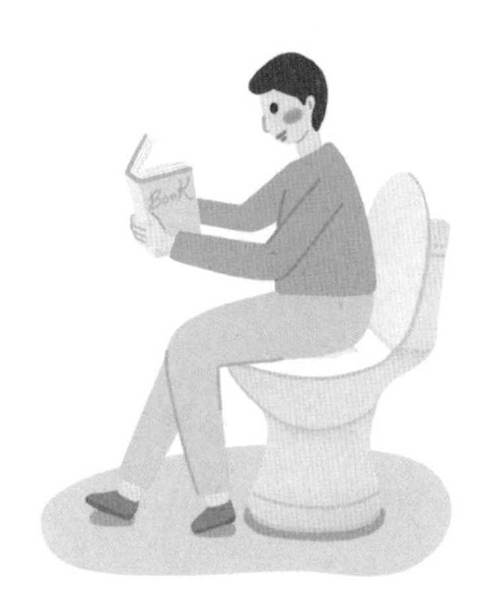

화장실에 핸드폰, 신문, 책 등을 갖고 가서 보게 되면 배변에 집중할 수 없고, 오래 앉아 있게 되어 항문질환(치질)이

생기기 쉽습니다.

4. 변기 시트를 따뜻하게 하고, 발판 위에 발을 놓고 자세를 앞으로 기울입니다.

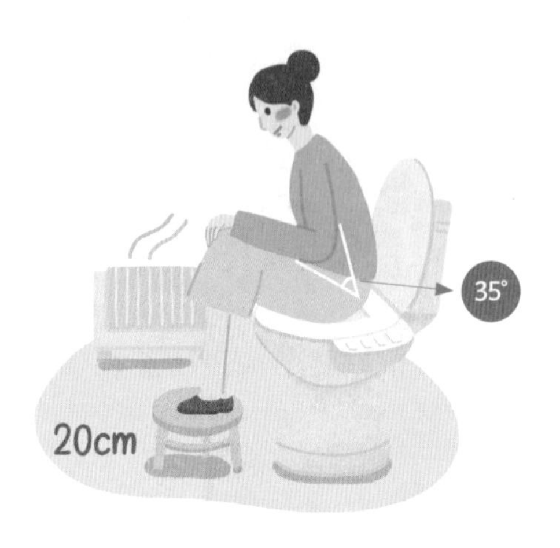

몸을 앞으로 약간 기울여서 복압을 주면 배변이 용이해집니다. 이때 힘을 너무 많이 주면 치질이 생길 수 있으니 적절하게 힘을 주도록 주의해야 합니다. 추울 때는 변기 시트를 따뜻하게 하고, 난방을 켜는 등 환경에도 신경을 쓰는 것이 좋습니다. 또한 항문을 청결하게 유지하는 것도 중요하므로 비데를 이용하는 것도 좋습니다.

Q22.

관장은 어떻게 해야 하나요?

시판되는 관장액을 사용하는 것은 효과를 바로 볼 수 있는 변비 해소법입니다. 항문으로 주입한 관장액이 장의 점막을 자극하고 윤활제 역할을 하며 수분을 흡수해서 대변이 부드러워져 배변하게 됩니다. 그러나 변비가 단숨에 해소된다고 해서 습관적으로 사용하는 것은 삼가야 합니다. 관장은 어떻게 해도 변이 나오지 않을 때 하는 최후의 비상수단이라고 생각하세요.

관장의 주성분은 온수, 글리세린입니다. 관장액의 분량에 의해 성인용과 어린이용으로 나누어지는데, 여기서는 시판된 성인용 관장기를 사용한 가정에서의 변비 치료에 대해 설명하겠습니다.

① 용기를 온수(38-40C)에 잠시 담궈서 따뜻하게 해줍니다.

② 화장실에서 삽입하는 경우는 변기에 앉든지, 쭈그리고 앉아서 심호흡을 한 뒤, 긴장을 풀고 항문 근육을 느슨하게 합니다.

③ 방에서 삽입하는 경우는 몸의 좌측을 밑으로 하고 눕습니다. 허리 밑에 큰 비닐이나 신문지를 펴둡니다. 이것은 긴급한 경우에 바닥을 더럽히지 않게 하기 위함입니다. 크게 숨을 내쉬고 긴장을 풀고 항문 근육을 느슨하게 합니다.

④ 용기의 뚜껑을 열고 관장액을 조금씩 밀어내어 삽입하기 쉽도록 용기의 끝을 적십니다.

⑤ 천천히 끝을 삽입하고 액(온수, 글리세린)을 주입합니다.

⑥ 액을 다 주입하면 살며시 뺍니다. 이때, 액이 흘러나오지 않게 재빨리 티슈로 항문을 누릅니다.

⑦ 곧 변의가 생기고 배변하고 싶어지는데 적어도 3분간, 가능하면 5분 정도는 참습니다.

변의가 생기고 바로 배변하려고 하면 액이 장내에 고루 퍼지지 않고 흘러나와서 중요한 변은 배설되지 않는 결과가 생깁니다. 단, 변비약을 복용하거나 관장을 하기보다는 자력으로 배변할 수 있도록 회복하는 것을 오늘부터 시작하세요.

가정에서 스스로 하는 관장 방법 I

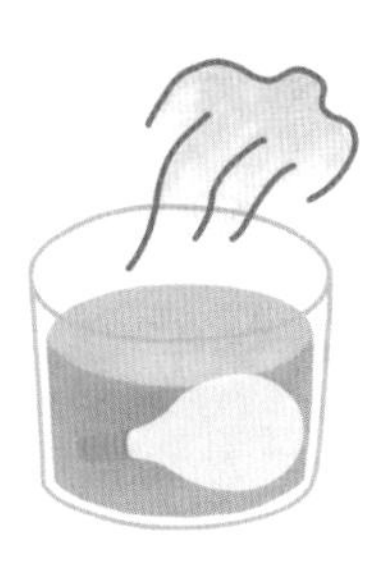

① 관장약을 용기째 체온보다 약간 따뜻한 정도의 물(38~40℃)에 담가서 데웁니다.

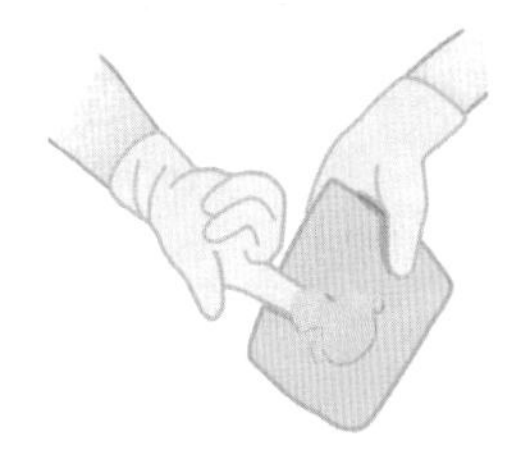

② 손에 비닐장갑을 끼고 윤활유를 바릅니다.

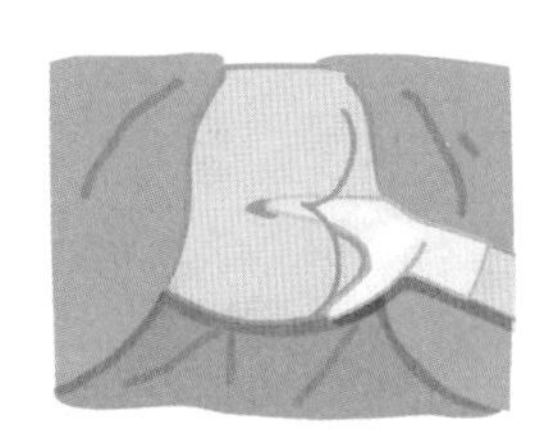

③ 윤활유를 바른 손으로 항문 주위를 1분 정도 마사지하여 항문을 이완시킨 후 관장 용기를 항문에 넣고 액체를 주입합니다.

④ 용기를 빼고 휴지로 항문을 누른 뒤, 5분 정도 기다렸다가 배변을 봅니다.

가정에서 스스로 하는 관장 방법 II

다른 방법도 있습니다. 이 방법은 항문에 힘이 들어가 옆으로 누운 자세만 권합니다.

① 옆으로 눕습니다.

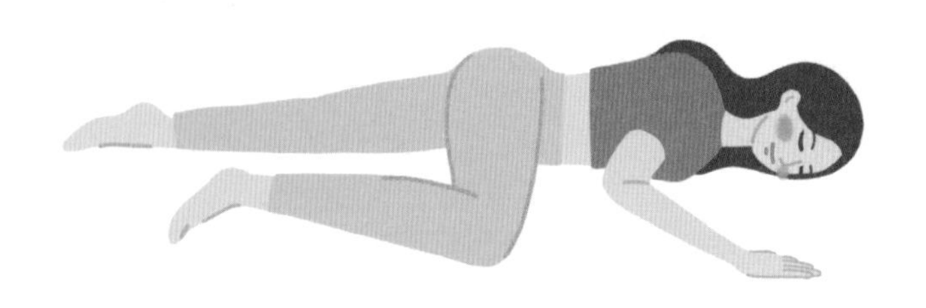

② 용기 뚜껑을 열고 관장액을 소량 밀어 용기 끝부분과 항문을 적신 후 천천히 삽입하여 액을 주입합니다.

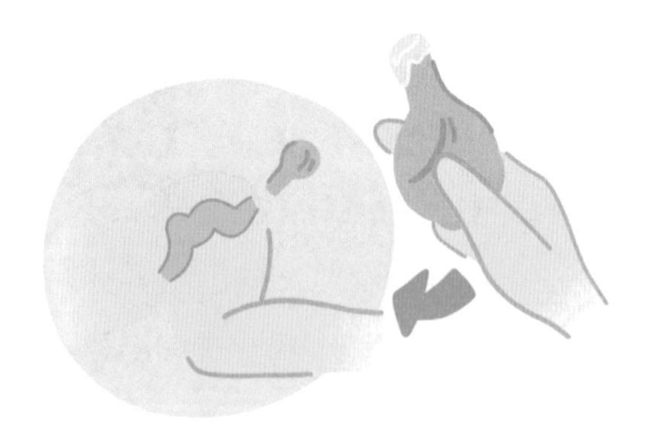

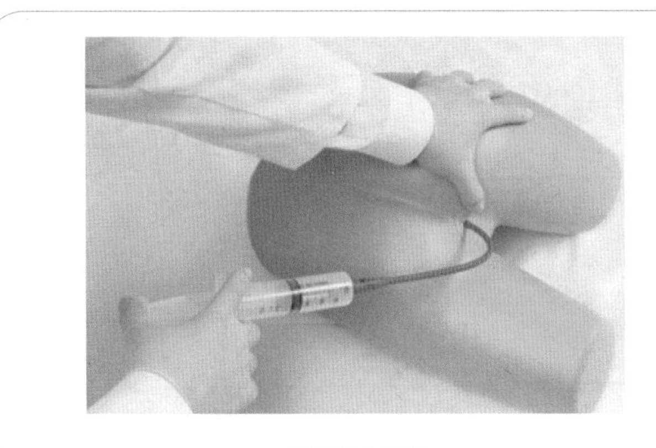

글리세린 관장

관장약은 약국에서 일회용으로 파는 것도 있습니다. 관장약 종류로는 글리세린 관장과 렉크린 관장이 있는데, 우선은 약한 글리세린 관장을 권합니다.

렉크린 관장은 약효가 강한 것으로 정 배변이 안될 때 이용합니다.

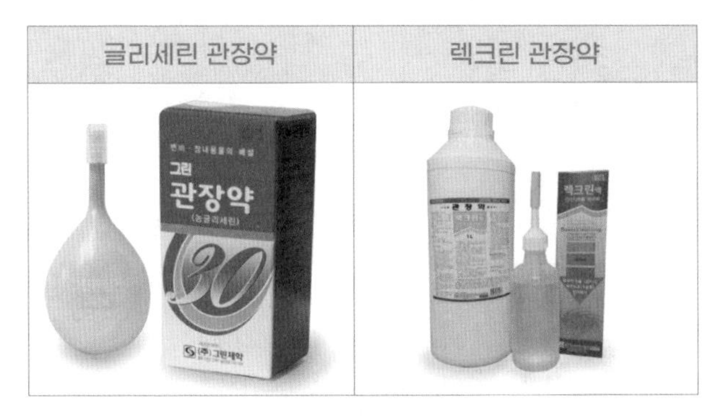

시판되는 관장약

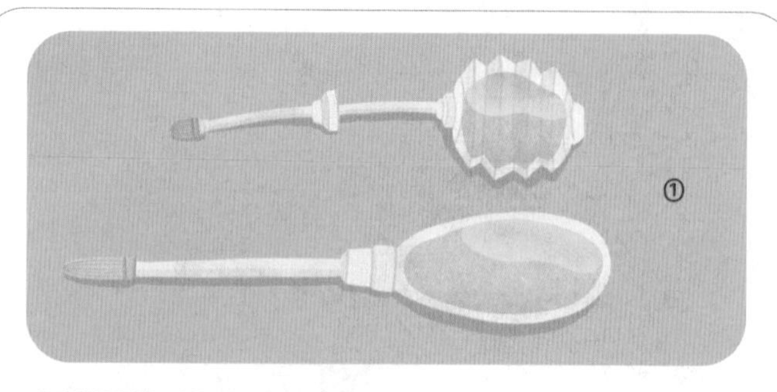

① 병원에서 사용되는 관장의 예

위의 관장액은 120ml, 아랫것은 150ml, 시판되는 성인용 30ml에 비해 용량이 많다. 심한 변비인 경우 마지막으로 관장을 한다. 자주 하면 관장 없이는 배변할 수 없어지는 위험이 있으므로 가능한 다른 처치로 배변할 수 있도록 한다.

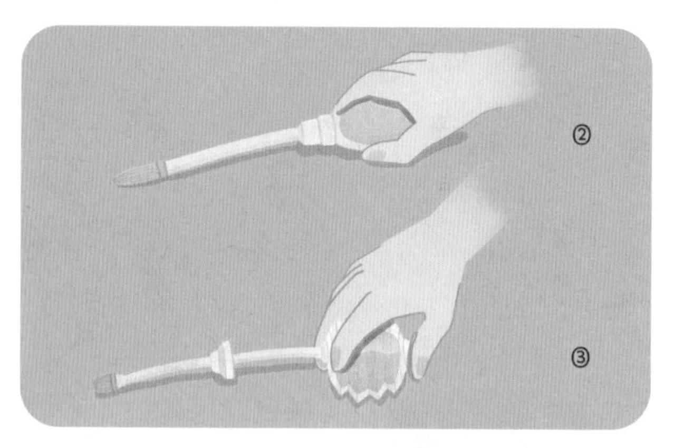

② 그립 타입의 관장

그립을 쥐듯이 해서 액을 주입한다. 삽입하기 쉽도록 노즐이 길고 눈금이 매겨져 있다.

③ 주름 타입의 관장

엄지로 뒤를 눌러 주입한다. 노즐에는 이동 가능한 스토퍼가 있어서 깊이를 조절함과 동시에 필요 이상으로 들어가지 않도록 해준다.

의사가 하는 관장

Q23.

우리 아이가 똥을 안 눠요!

2세 미만의 유아들에게 변비는 생각 외로 많습니다.

원인

여성의 사회 진출이 늘어나면서 대부분의 아기들은 모유보다는 분유를 먹고 자랍니다. 유아 변비의 원인은 모유에는 있지만 분유에는 없는 락토오스 성분 때문입니다. 락토오스는 장에 좋은 유산균인 비피더스균의 먹이입니다. 분유는 소가 만들어 낸 우유에서 생산하는데, 소는 주식이 채식(풀)이어서 변비가 없기 때문에 우유에는 락토오스가 없도록 진화되었습니다. 모유를 먹는 아기의 장내에는 비피더스균이 99% 이상 검출되는 이상적인 환경을 갖고 있습니다. 비피더스균이 많은 아기의 장내에는 유산과 초산이 많은데, 건강한 아기의 대변에서 시큼한 냄새가 나는 것은 바로 이 때문입니다. 유대인들은 만 1세까지는 반드시 모유를 먹이도록 하고 있는데 이는 좋은 방법입니다. 모유를 미리 유축해서 냉장고에 보관 후 그때그때 데워 아기에게 먹이면 변비도 예방되고 비만도 예방됩니다.

진단

아기가 변을 못 보거나 변을 볼 때 힘들어하며 오랫동안 끙끙거리면 유아 변비를 의심해야 합니다.

치료

① 모유를 되도록 오랜 기간 먹이도록 합니다(직장을 다니는 여성은 집이나 직장에서 모유를 유축하여 냉장고에 보관한 후 아기를 돌보는 분이 데워 먹이면 됩니다).

② 아기에게 '엄마 손은 약손'이라고 했듯이 손으로 복부를 마사지해주면 변의가 생깁니다.

③ 여아의 치열, 남아의 항문주위농양, 선천성 거대결장증, 직장탈출증 등 대장항문질환이 있어도 변비가 생기므로 대장항문과에서 진찰을 받습니다.

④ 차전자피, 산화마그네슘 등 변완하제를 병원에서 처방받아 복용시킵니다.

⑤ 변비가 있는 아기는 이유식을 빨리 시작하고, 섬유질이 많은 음식물을 조금씩 늘려 갑니다.

⑥ 배변 훈련을 조급하게 시키지 말고 배변을 잘하면 칭찬해줍니다. 똥, 오줌을 못 가렸을 때 심하게 혼내면 배변을 회피하게 되고 완고한 성격이 됩니다.

Q24. 여성에게 변비가 많은 이유는 무엇인가요?

변비는 여성에게 더 많습니다. 변비의 성비는 남:녀=1:1.5로 여성에게 50%나 더 많습니다. 그 이유는 무엇일까요?

첫째, 여성호르몬 영향 때문입니다. 여성호르몬은 황체호르몬(프로게스테론)과 여포호르몬(에스트로겐)이 있습니다. 황체호르몬은 장의 운동을 저하시켜 변비를 유발합니다. 황체호르몬은 월경 시작일부터 따져 배란일인 14일부터 월경 직전인 28일까지 높습니다. 이 기간은 여성에게 변비가 많은 시기입니다. 임신 중에도 황체호르몬이 높게 유지되어 변비가 생기기 쉽습니다.

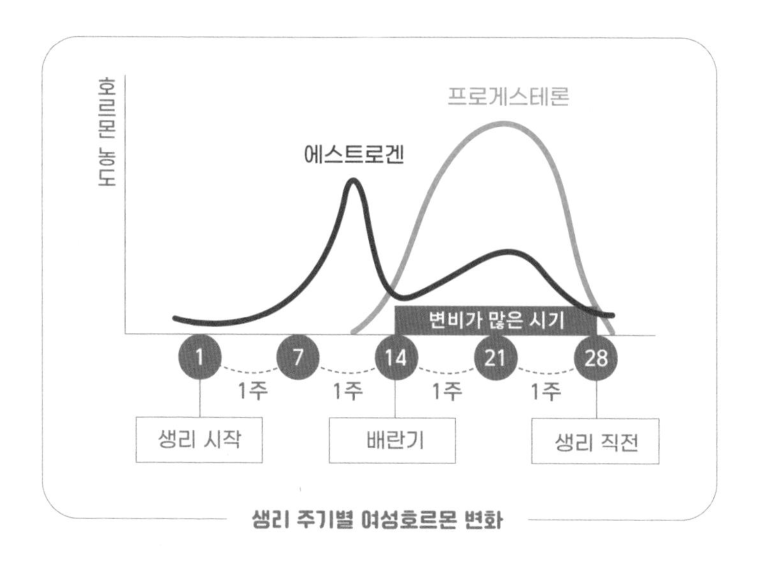

생리 주기별 여성호르몬 변화

둘째, 여성은 남성에 비해 복근이 덜 발달되어 배변 시 대변을 밀어내는 힘이 약합니다. 또한 여성은 골반이 넓어 대장 하수(대장이 밑으로 처짐)가 많아 대장운동이 저하됩니다. 출산을 반복하게 되면 배가 쳐져 대장 하수가 더 많이 생기고 복근이 더 약해져서 변비가 생기기 쉽습니다.

셋째, 여성들은 아침 배변 골든타임 때 바빠서 화장실을 잘 못 갑니다. 보통 여성들은 아침에 남편의 출근과 자녀의 등원을 봐주다가 아침 식후 배변 골든타임을 놓치고, 점점 화장실을 못 가다보면 변의가 없어집니다.

넷째, 직장에서 배변을 부끄러워하여 낮에 변의가 생겨도 참는 경향이 있습니다.

다섯째, 다이어트로 적게 먹고 운동을 잘 하지 못합니다.

여섯째, 여성은 예민하여 스트레스를 더 많이 받는 경향이 있습니다.

변비는 여성의 운명처럼 여성에게 많습니다. 치료법은 아침에 조금 일찍 일어나 물, 차, 디카페인 커피를 3컵 이상 마셔 위대장 반사운동을 유발한 후 배변을 매일 규칙적으로 하는 것입니다. 채소 섭취량을 늘리고, 걷기 등 운동량을 늘려보는 것도 좋은 방법입니다.

Q25.

임신 중 변비는 어떻게 치료하나요?

여성들은 결혼을 하면 가정일, 직장일을 같이 하여 바빠지고 스트레스도 증가하며 임신도 하게 됩니다. 임신을 하게 되면 대개 없던 변비가 생기고 악화됩니다.

원인

① 임신을 하게 되면 황체호르몬(프로게스테론)의 분비가 많아져 혈중 농도가 올라가고, 장운동이 떨어집니다. 황체호르몬은 자궁에 착상된 수정란이 잘 유지되도록 하기 위해 장운동을 떨어뜨립니다.

② 임신을 하게 되면 운동 부족이 생깁니다.

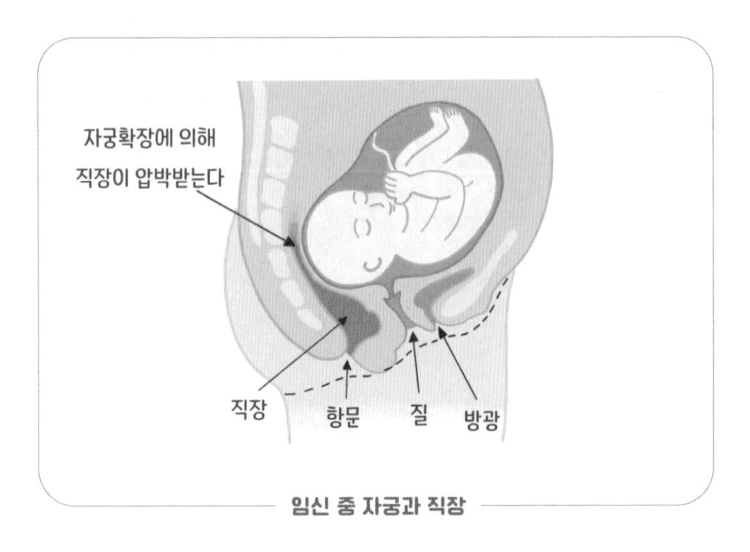

임신 중 자궁과 직장

③ 임신 후반기가 되면 자궁이 커져 대장을 압박하여 대변을 못 보게 됩니다.

④ 임신 중 변비는 치열, 치핵 등 항문질환을 유발하여 배변을 곤란하게 만듭니다.

치료

① 수분 섭취를 늘립니다.

② 삶은 채소 등 섬유소 섭취를 늘립니다.

③ 배변 전에 비데를 미리 하면 항문이 자극되고 물이 약간 항문 안으로 들어가 배변이 쉬어집니다. 배변 전에

온수 좌욕을 2~3분 정도 하는 것도 방법입니다.

④ 차전자피(질경이씨) 같은 변완하제를 복용합니다. 차전자피는 약이라기보다는 식품이므로 태아에 해로운 영향이 없습니다.

⑤ 임신 후반기에 항문이 뒤집어진 감돈성 치핵은 통증으로 조산을 일으킬 수 있으므로 척수마취 후 간단히 1~2곳을 수술해줍니다. 수술은 완치를 하기 위해 항문 전체를 전부 수술하기보다 1~2곳만 가볍게 수술해주는데, 1곳만 수술해줘도 항문 안으로 환납이 됩니다. 완치 수술은 하게 되더라도 출산 2~3개월 후에 하는 것이 부담이 적어 좋습니다.

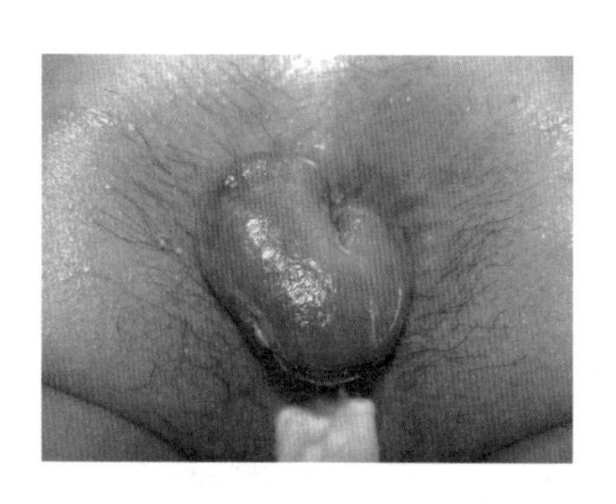

임신 후반기에 항문이 뒤집어진 감돈성 치핵

Q26.

노인 변비는 어떻게 치료하나요?

한국 나이로 70세(2022년 기준)인 필자는 아직도 청춘으로 생각되는데, 10년 후면 노인 초입으로 들어갈 것 같습니다.

우리나라는 현재 고령사회(인구 14% 이상)로, 2025년 초고령사회(인구 20% 이상)로 편입될 것으로 전망되며 노인 인구가 너무 많아졌습니다.

노인이 되면 변비가 생기기 쉽고, 그 정도가 심각합니다. 노인들이 며칠간 대변을 못 보면 대변이 직장에 딱딱하게 굳어버리는 분변 매복 상태가 됩니다.

미국에서는 노인들이 분변 매복으로 1년에 900명씩 사망한다고 하는데, 이는 통계가 안 잡혀서 적게 보고 된 것으로 실제는 더 많은 것으로 생각됩니다. 우리나라에서도 양로원 등 수용시설이나 요양병원에 입원한 환자의 42%가 분변 매복으로 고통받고 있습니다.

노인에게 변비가 많은 이유는 무엇일까요?

원인

① 노인이 되면 먹는 양이 줄어듭니다. 치아가 나쁘고 소화력이 떨어져서 적게 먹게 됩니다.

② 운동 부족과 근력 저하로 대장이 처지게 되고 연동운동이 약해집니다.

③ 화장실까지 이동하기가 힘듭니다. 거동이 불편해 화장실에 가기가 힘들어 배변을 참게 됨으로써 변비로 이어집니다.

④ 변비를 유발하는 약을 장기 복용합니다. 고혈압 약, 우울증 약을 복용하면 변비가 오기 쉽습니다.

⑤ 장 분비액이 감소하고 신경이 둔해져서 위대장 반사운동, 직장 반사운동이 잘 안 일어나 변의를 못 느낍니다.

진단

증세를 들어보고 의사가 직장 내에 손가락을 넣어봐서 딱딱한 돌덩어리 같은 분변이 만져지거나 진흙 같은 변이 만져지면 바로 진단이 됩니다.

치료

① 식습관을 개선합니다. 적당량의 수분 섭취와 채소로 식이섬유를 충분히 먹게 합니다. 고 식이섬유 섭취로 노인 변비의 60%는 예방됩니다.

② 운동을 권장합니다. 가벼운 산책, 체조 등이 변비를 개선합니다.

③ 치핵, 대장암 등 대장항문질환을 치료합니다.

④ 약물치료, 관장을 합니다.

⑤ 3일간 배변을 못하면 비닐장갑을 끼고 손가락으로 파드립니다(자세한 내용은 다음 장을 참고하세요).

Q27.

노인들이 심한 변비일 때 어떻게 해야 할까요?

노인이 3일 이상 배변을 못 하면 가족이나 간병인들이 비닐장갑을 낀 손가락으로 항문을 통해 변을 파드리는 것이 좋습니다.

적용

하제를 투여해도 효과가 없고, 관장이나 좌약으로도 효과가 없으면 시행합니다. 요양병원, 양로원 등에서는 간병인들에게 미리 교육을 시켜 놓고, 파낼 때 사용할 것들을 세트로 준비해 놓으면 좋습니다.

방법

① 노인에게 하는 이유와 방법을 설명합니다.

② 노인의 좌측을 아래로 하여 옆으로 눕게 한 후 무릎을 구부리게 합니다.

③ 비닐장갑을 낀 후 젤리 등 윤활제를 손가락에 바릅니다.

④ 항문 주위를 1분 정도 둥글게 마사지하여 항문을 이완시킨 후, 손가락을 항문에 살짝 삽입합니다.

⑤ 변을 손가락으로 부드럽게 파낸 후 비닐봉지에 담아둡니다.

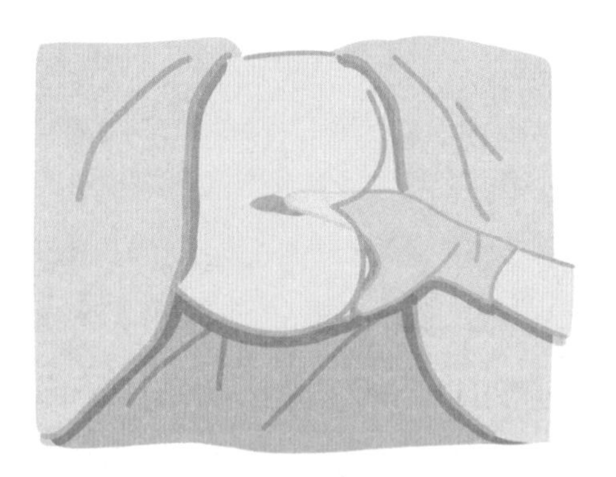

손가락을 항문에 삽입하고 변을 빼낸다.

Q28. 변비 치료에서 가장 중요한 게 식이요법인가요?

맞습니다. 변은 먹은 것이 소화되고 남은 게 나오는 것이므로 변비에 우선적으로 선택할 치료법은 식이요법입니다. 일반인들은 손쉽게 변비약을 먹어 해결하려 합니다. 그 전에 식생활을 바꿔보십시오. 히딩크 감독은 한국 축구선수에게 부족한 것은 기술력이 아니라 기본 체력이라고 했습니다. 우리나라 선수들은 90분간 활발히 뛸 수 있는 기본 체력을 올려서 세계 축구 4강에 올랐습니다. 마찬가지로 변비 치료에 우선적인 것은 약이나 관장보다 축구선수의 기본 체력에 해당되는 식이요법입니다.

변비의 식이요법의 기본은 다음과 같습니다.

첫째, 기상 후 물이나 차를 2~3컵 마십니다.

둘째, 아침 식사 대신 차를 3~4잔 마셔도 좋습니다(필자가 권장하는 간헐적 단식).

셋째, 식물성 섬유소를 충분히 섭취합니다.

넷째, 물을 하루에 2리터 이상 충분히 마십니다.

다섯째, 삼가야 할 식품을 적게 먹습니다. 감, 담배, 카페인, 단 음식, 가공식품을 되도록 피합니다.

여섯째, 변비에 좋은 음식을 먹습니다. 채소, 적당량의 과일(키위, 자두, 사과, 바나나 등), 요구르트, 유산균, 발효식품(청국장, 낫토, 김치 등)

식사는 무언가에 쫓기듯 급하게 먹지 말고, 감사한 생각을 갖고 맛을 음미하며 천천히 씹어 먹습니다. 비만인 사람들은 대부분 식사를 급하게 먹는 습관을 가지고 있습니다. 파리 근교에서 활동하셨던 베트남 고승 틱낫한 스님의 걷기 명상은 유명한데, 천천히 걸으면서 발에 닿는 대지의 느낌을 느껴보라고 하였

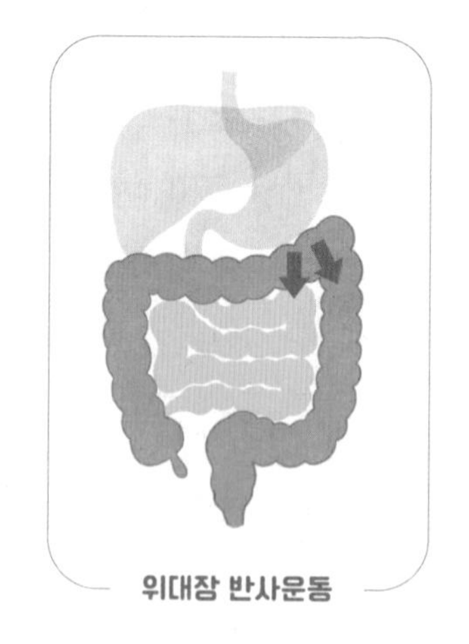

위대장 반사운동

습니다.

음식은 귀중합니다. 농부나 어부, 축산인이 오랫동안 키운 것이니까요. 음식을 하나하나 음미하면서 천천히 들어보세요. 양박사의 식사 명상을 해보세요(꼴값을 한다고요? 아닌데요). 건강에 아주 좋습니다.

아침에 일어나서 물, 차를 마시든지 아침 식사를 해야 위대장 반사운동이 일어나 변의가 생깁니다.

필자는 기상 후 물 1잔과 녹차나 홍차, 디카페인 커피를 3~4잔 마십니다. 개인적으로 아침 식사를 안 하고 녹차나 물 등만 마시는 간헐적 단식을 강력히 추천합니다. 영양 과잉인 우리나라 사람들에게 아침 식사를 먹지 않는 간헐적 단식은 건강에 정말 좋습니다. 아침 식사를 하지 않으면 기운이 없다고 하는 사람이 많은데, 이는 수분 부족 현상입니다. 물 1~2잔과 차 3~4잔을 마시면 오히려 머리가 맑고 눈이 초롱초롱해지며 활력이 넘치게 됩니다.

변비가 있는 분은 30분 일찍 일어나서 여유 있게 차도 마시고, 아침 식사를 하는 것이 좋습니다. 아침 식사를 하면 변의가 생기게 되고, 그러면 화장실을 가서 용변하는 습관을 가지게 됩니다. 식물성 섬유소를 충분히 먹는 것도 정말 중요합니다. 섬유소는 대변의 기본 재료가 되고, 대장 내 유익

식사 형태	국가	음식물이 장을 통과하는 시간	하루에 배설하는 대변의 무게
곱게 정제된 식사	영국	78.8시간	107g
곱게 정제된 식사와 섬유질이 혼합된 식사	영국	41.7시간	200g
	우간다	47.0시간	185g
정제되지 않은 거친 섬유질 식사	우간다	35.7시간	470g

균의 먹이가 되기 때문입니다.

식물성 섬유소의 기능은 무엇일까요?

첫째, 대변의 양을 많게 만들고 연동운동을 증가시켜 대변이 대장을 빨리 통과하여 항문으로 나가게 합니다. 영국 의사 버키트는 1969년 의학전문지 란셋(Lancet)에 다음과 같은 발표를 했습니다. '육식을 주로 하는 영국인은 섬유소가 부족해서 음식을 먹은 후 항문으로 변이 나가는 시간(음식물 통과시간)이 78.8시간이었고 대변의 양은 107g이었고 변비가 많았다. 반면에 식물성 섬유소를 많이 먹는 우간다인은 음식물 통과시간이 35.7시간(1.7일)이었고 대변양은 470g이었고 변비가 거의 없었다. 영국인에게 식물성 섬유소를 많이

먹게 했더니 음식물 통과시간이 41.7시간이었고 대변양도 200g으로 늘었고 변비가 많이 개선되었다.'

둘째, 장내 유해물질(변의 독소)을 흡착해서 변으로 빨리 끌고 나가 대장암, 궤양성대장염, 과민성대장 등 장질환이 매우 줄어듭니다.

셋째, 섬유소는 물을 흡수해서 변이 부드러워지게 합니다. 용변 보는 시간을 줄여주어 치핵, 치열 같은 항문질환이 잘 안 생기게 합니다.

넷째, 씹는 시간을 증가시켜 타액이나 위액 분비를 촉진시킵니다. 식욕을 감소시켜 체중 증가를 방지해줍니다.

다섯째, 유익균의 먹이가 되어 유익균의 활동을 돕습니다.
식이섬유가 부족해서 생기는 병은 다음과 같습니다.
① 변비 ② 대장암 ③ 비만 ④ 고혈압
⑤ 당뇨병, 고지혈증 ⑥ 동맥경화증 ⑦ 노화

물을
1일 1.5~2리터
마신다.
꿀꺽꿀꺽
감사하며
잘 먹겠습니다!
식이섬유를
충분히 섭취한다
잘 씹어서 먹는다.
우물우물
쾌변

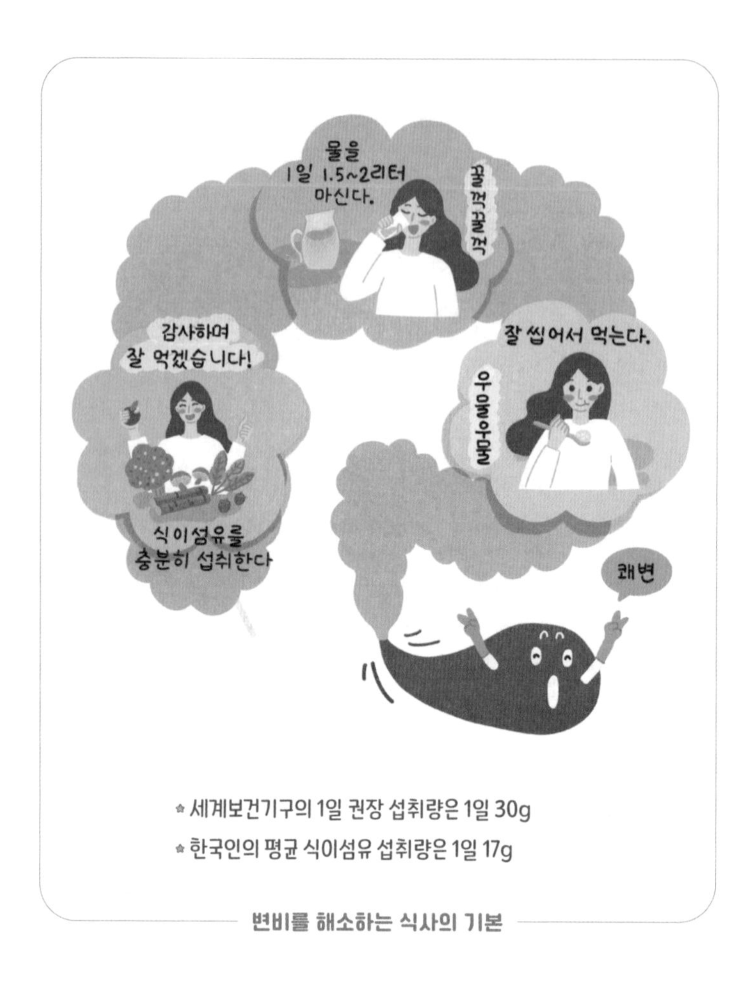

- 세계보건기구의 1일 권장 섭취량은 1일 30g
- 한국인의 평균 식이섬유 섭취량은 1일 17g

변비를 해소하는 식사의 기본

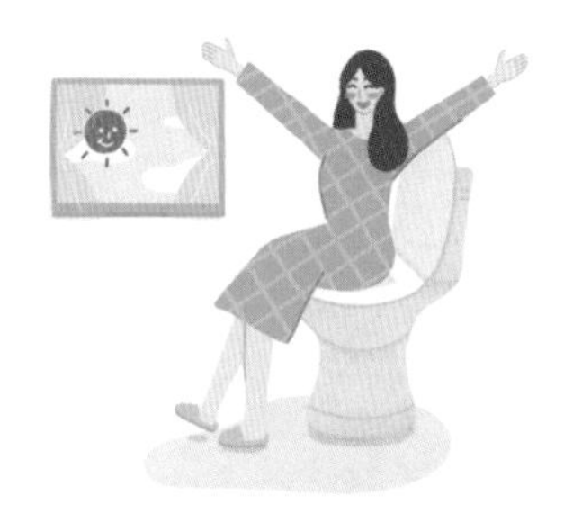

⁂ 변의 재료가 되고 양을 늘려 장을
자극해 배변활동을 촉진한다.

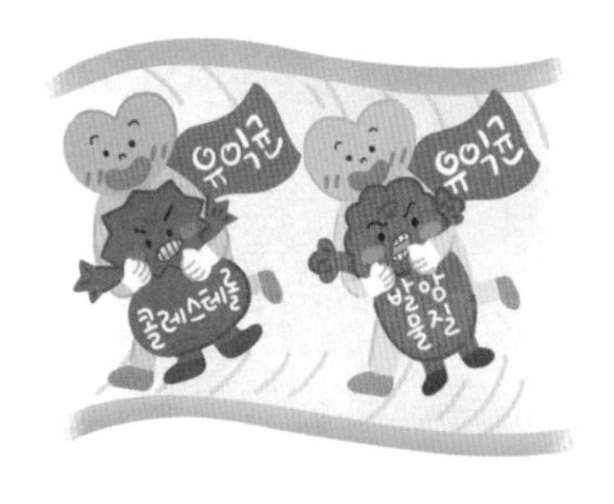

⁂ 발암물질과 콜레스테롤 등을
흡착하여 몸밖으로 배출한다.

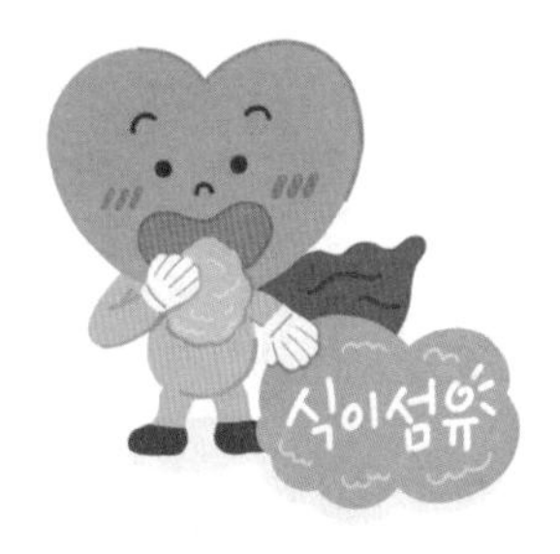

⁂ 장내의 유익균의 먹이가 되어
장을 건강하게 한다.

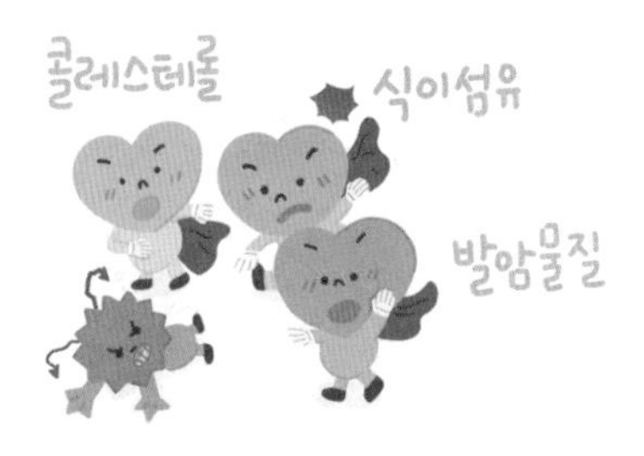

⁂ 유익균을 늘려 면역력을 높이고
병에 잘 걸리지 않게 한다.

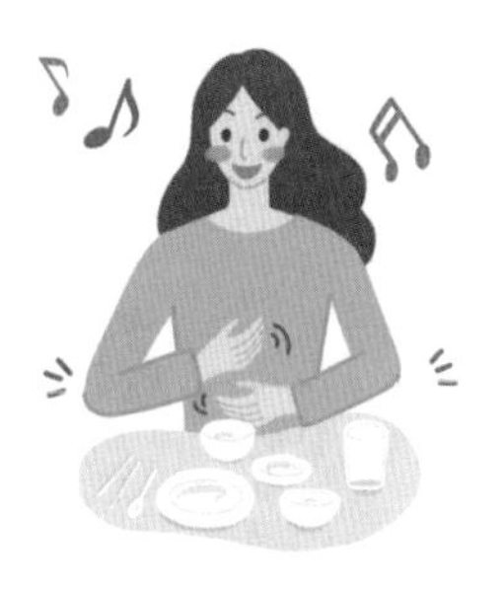

⁂ 위에서 수분을 흡수하여 팽창함으로써
소량으로 포만감을 느낀다.

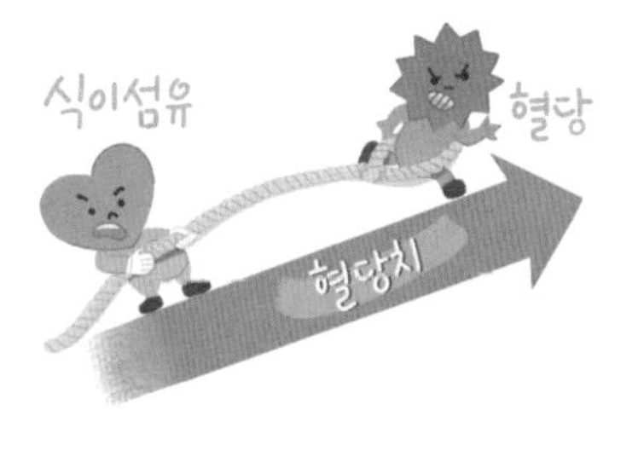

⁂ 혈당치의 급격한 상승을 방지하고
당뇨병을 개선, 예방한다.

식이섬유의 변비, 건강증진 효과

Q29. 식이섬유에도 종류가 있나요?

식이섬유는 크게 불용성과 수용성으로 나뉩니다.

물에 잘 녹지 않는 불용성 식이섬유는 현미, 통곡물, 견과류, 고구마, 감자, 시금치, 옥수수, 양상추 등 우리가 일반적으로 '섬유질'이라고 알고 있는 식품들입니다.

불용성 식이섬유는 위장과 소장을 지나면서 수분을 흡수해 대변의 부피를 크게 해주고, 변비를 예방하는 효과가 있습니다. 특히 대장암을 유발하는 담즙산과 유해균을 흡착한 후 배설시켜 대장암의 예방효과가 탁월합니다. 그러나 과도하게 섭취하면 소화가 잘 되지 않아 배가 더부룩하고 오히려 변비가 악화되는 경우도 있습니다. 그래서 충분히 익히고, 많이 씹어 먹어야 합니다.

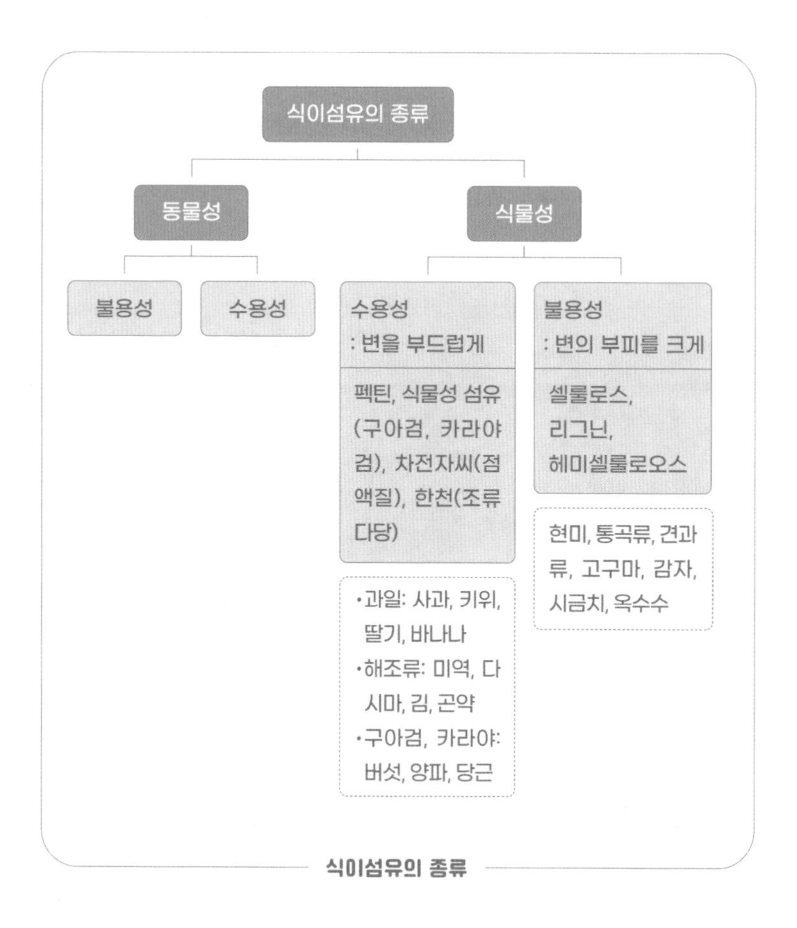

식이섬유의 종류

수용성 식이섬유는 물에 잘 녹는 식이섬유로 사과, 키위, 딸기, 바나나 등 과일과 다시마, 김, 곤약 등의 해조류, 그리고 버섯, 토란, 우엉, 양파, 당근 등에 많은 구아검, 카라야, 알긴산 등입니다. 수용성 식이섬유는 물을 흡수하면 젤리처럼 부드러워지는데, 변을 부드럽게 만드는 역할을 합니다. 또한 수용성 식이섬유는 장내 유익균의 좋은 먹이가 되어 면역력을 높여주며 체중 조절에 도움이 되고 비만도 예방할 수 있습니다.

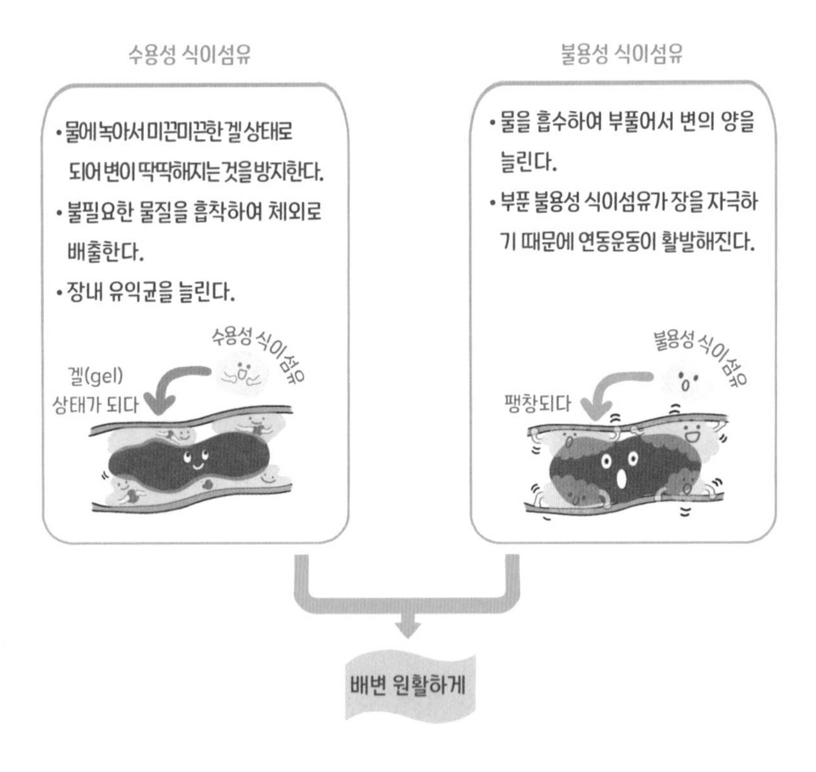

식이섬유가 변비 해소에 좋은 이유

불용성 식이섬유와 수용성 식이섬유는 2:1의 비율로 섭취할 것을 권장합니다.

◆ 고지혈증, 고혈압, 비만 예방 – 담즙산 흡착작용, 확산 저해작용, 콜레스테롤 흡수 억제

식이섬유는 흡착작용과 확산 저해작용이 있어 혈액 속으로 콜레스테롤이 흡수되는 것을 막고 변으로 다량 배출시킵니다. 따라서 혈중 콜레스테롤 수치를 떨어뜨리고, 체중 조절을 돕습니다. 특히 식이섬유는 수분을 흡수해 팽창하기 때문에 위 속에서 오래 정체하여 만복감이 계속됩니다. 따라서 음식을 지나치게 섭취하지 않게 해 비만 방지 효과가 있습니다. 또한 식이섬유는 무기질에도 영향을 미쳐 나트륨, 칼슘, 철 등의 흡수를 억제해 혈압 강하작용을 합니다.

◆ 당뇨 조절을 용이하게 해줘 당질 흡착, 확산 저해작용

식이섬유는 당질을 흡착하여 조금씩 방출함으로써 혈당이 확 올라가는 것을 방지하고, 당질이 장 점막에 접촉하는 시간도 짧게 해줘 당 흡수를 억제시켜줍니다. 따라서 식후나 공복 시 혈당치 및 혈중 인슐린 수치를 저하시킵니다. 식이섬유의 혈당치 저하작용은 음식물 종류에 따라 달라지는

데 수용성 식이섬유 쪽이 불용성 식이섬유보다 효과가 크고, 점도가 높을수록 강하다고 알려져 있습니다.

◆ 대장암 예방 — 장내 유익균 증식, 유해균 억제

식이섬유는 육류의 소화로 생긴 발암물질인 질소산화물을 흡착하여 빨리 배설시키고, 장 내용물의 장내 통과시간을 단축시켜 장내세균이 발암물질을 생성할 기회를 줄여주며, 대변의 양을 증가시켜 빨리 배출시킵니다.

발암물질을 희석해주기 때문에 대장암의 발현을 감소시킵니다. 또한 장내 담즙산이나 기타 물질을 발암물질로 바꾸는 효소의 활성을 억제합니다. 특히 장내세균에 의한 분해산물인 단쇄지방산은 결장 상피세포의 증식과 분화를 촉진하고 장점막에 암이 생기는 것을 방지한다고 알려져 있습니다.

나이가 들면 장내세균 가운데 유익균이 감소하고, 유해균인 크로스트리디움 웰치균이 증가합니다. 이 상태에서 동물성 지방을 많이 섭취하면 대장암의 발병률이 높아지는데, 식이섬유는 유익균인 유산균을 증식시켜 대장암 예방에 도움을 줍니다.

Q30. 어떤 음식을 먹어야 식이섬유를 많이 섭취할 수 있나요?

일상에서 식이섬유를 종류별로 얼마나 섭취했는지 정확한 양을 측정하기는 어렵습니다. 그래서 참고하면 좋은 것이 일본의 내과의사이자 장 권위자인 마츠이케 원장의 '한 컵법'이입니다. 200ml 한 컵에 담긴 식품의 양과 식이섬유량을 표시해 대략적으로 하루에 얼마만큼의 식이섬유를 섭취하는지 확인할 수 있도록 한 것입니다.

식이섬유 함유량을 따져가며 먹기란 쉽지 않습니다. 채소를 많이 먹고, 생채소도 좋지만 살짝 데쳐 먹으면 수분이 빠져 식물성 섬유소를 더 많이 먹을 수 있습니다.

식품명	한 컵에 포함된 식품량(g)	한 컵에 포함된 식이섬유량(g)
우엉	90	5.1
곤약	155	4.7
시금치	35	1.0
양파	105	1.7
양배추	40	0.7
당근	120	3.0
파	85	1.9
감자	115	1.5
샐러리	90	1.4
호박	95	2.7
표고버섯	50	1.8
피망	85	2.0
토마토	150	1.5
사과	100	1.5
망고	145	1.9
블루베리	120	4.0
딸기	115	1.6
바나나	130	1.4
파인애플	136	2.0
키위	140	3.5

한 컵에 포함된 식이섬유량

Q31. 식이섬유를 충분히 섭취하지 못했을 때 보충하는 방법이 있나요?

세계보건기구(WHO)에서 권장하는 하루 섭취 식이섬유량은 30g입니다. 아침은 거의 안 먹고, 점심은 외식하고, 저녁

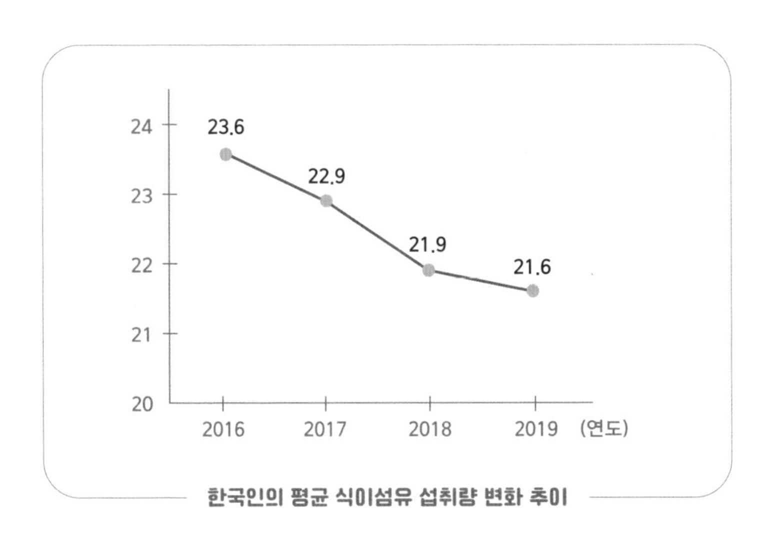

한국인의 평균 식이섬유 섭취량 변화 추이

도 반은 밖에서 먹게 되기가 쉽습니다. 식이섬유가 좋은 것은 다 알고 있어도 한국인의 평균 하루 식이섬유 섭취량은 17g입니다. 이 간극을 어떻게 메꿔야 할까요.

◆ 첫째: 식이섬유 약제를 먹습니다.

식이섬유 약제는 변비약 중 1단계로 쓰이는 약제로 습관성이 거의 없습니다. 차전자피(질경이씨) 제품이 주류를 이루고 있는데, 이 제품은 배변의 양이 늘어 배변이 잘 되게 하지만 복부 팽만감, 가스 배출이 불완전한 단점이 있습니다. 가스 배출이 많은 분에게만 추천하는 합성 메틸셀룰로오스와 폴리카보필 제품들은 세균에 의해 발효가 안 되어 가스

이름	상품명	용량	작용 발현시간	부작용
차전자피 (질경이씨)	아기오과립(부광) 실리움덱스 웰콘	2~10g	12~72시간	복부 팽만감, 가스 배출 증가
폴리카보필		4~6g	12~72시간	영양소 흡수 장애(철분, 칼슘)
메틸셀룰로오스		4~6g	12~72시간	복통
카라야		5~10g	12~72시간	장관 폐쇄(수분 섭취 부족 시)

식이섬유 약제

가 차지 않고 복부 팽만감이 줄어드는 장점이 있습니다. 이 제품들은 반드시 수분 섭취가 이루어져야 하므로 복용 후 물을 1~2잔 먹을 것을 권장합니다.

◆ 둘째: 건강기능식품을 먹습니다.

일본에서는 식물성 섬유소가 많이 함유되어 있고 몸에 좋은 성분이 포함된 채소를 냉동 건조시킵니다. 그러면 수분이 95% 이상 제거됩니다. 이렇게 만든 제품을 청즙이라고 하는데, 수십 종이 팔리고 있으며 그중에서도 이토엔(伊藤園) 제품은 보리새싹, 당근, 시금치 등 7가지를 만들어 잘 팔리고 있습니다.

국내에서는 현미 껍질로 만든 현미백(玄米百)이라는 제품이 성황리에 팔리고 있으며, 이롬 생식의 약 40여 가지의 채소를 냉동 건조시킨 제품이 성황리에 팔리고 있습니다.

Q32. 평상시 운동으로 변비를 고칠 수 있나요?

다음과 같은 방법으로 운동량을 향상시키면 변비에 도움이 됩니다.

지하철이나 버스를 타면 목적지보다 한 정거장 전에 내려서 걷습니다. 가능하면 직장 출퇴근 시에도 해보는 것이 바람직합니다.

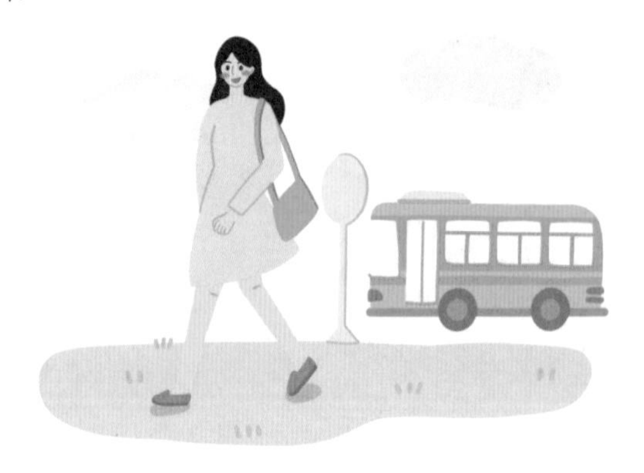

근처에서 장을 보는 것보다 먼 슈퍼까지 가는 것이 좋습니다. 짐이 늘어나면 귀갓길 운동량은 더욱 늘어나게 됩니다.

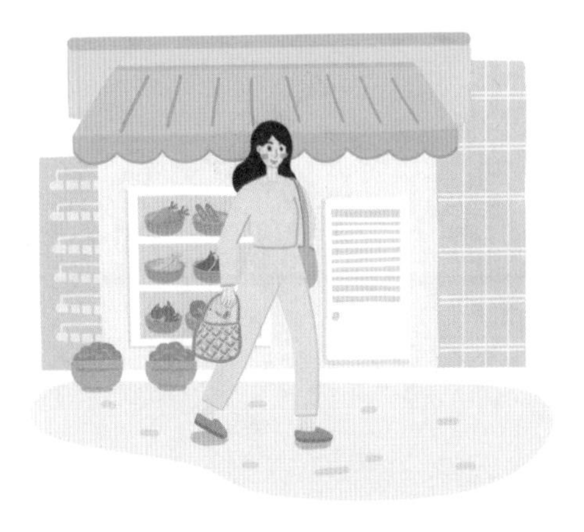

역이나 백화점에서는 가능한 한 엘리베이터나 에스컬레이터를 이용하지 말고 계단을 이용합니다.

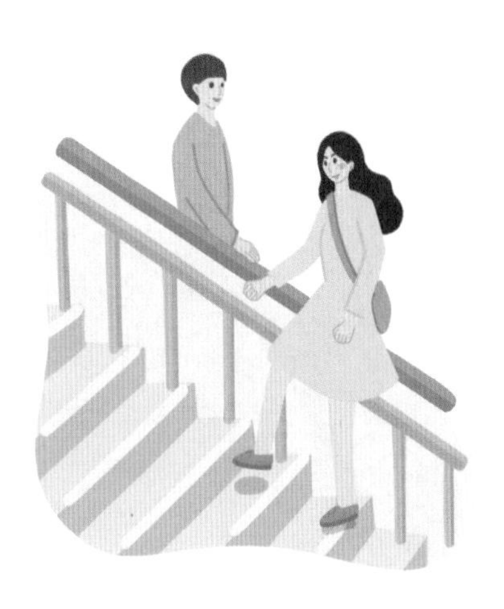

걸을 때는 등과 가슴을 곧게 펴고 팔을 확실히 흔들면서 보폭을 크게 합니다. 배에 힘을 주고 빠르게 걸으면 좋습니다.

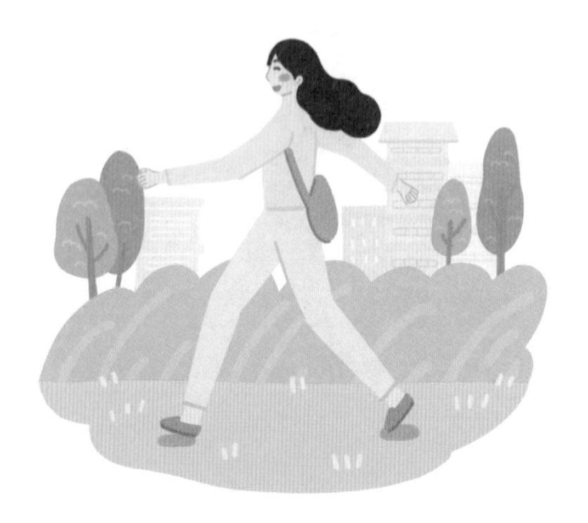

◆ 습관으로 하면 좋은 운동의 예

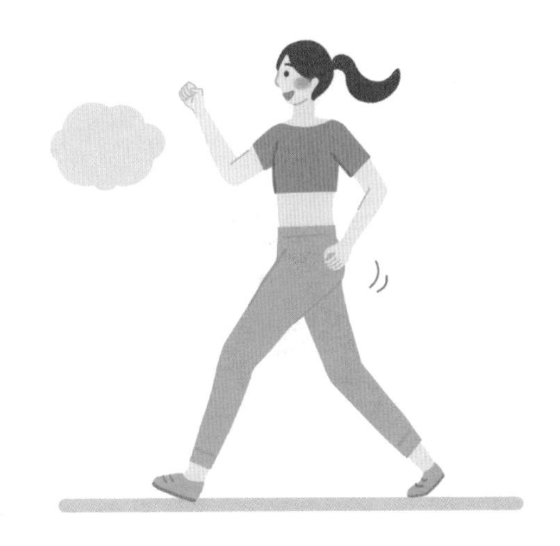

① 1일에 30분, 1만보 목표

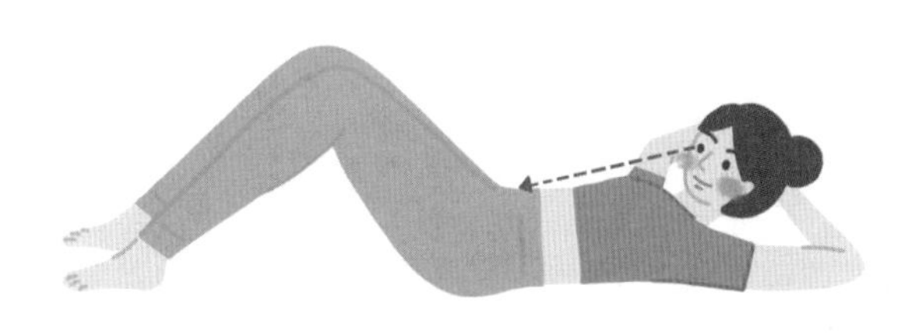

② 복근 등 체간을 단련하는 운동

배에 힘을 넣은 채 머리를 들어 배꼽을 보고,
다시 머리를 내리는 것을 10회 반복합니다. 어깨가
바닥에서 떨어지는 정도로 머리를 들면 좋습니다.

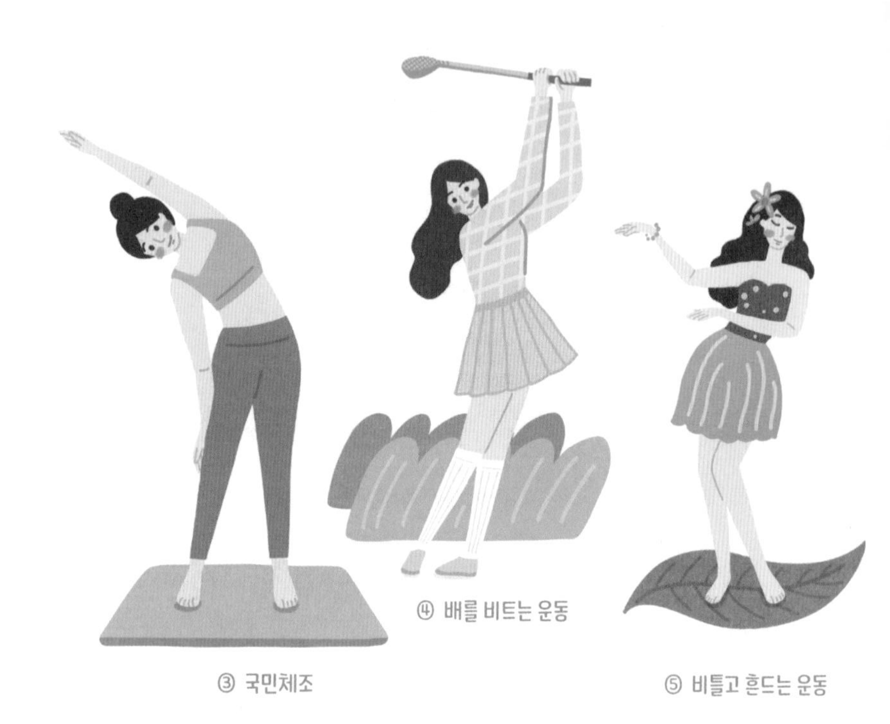
④ 배를 비트는 운동

③ 국민체조

⑤ 비틀고 흔드는 운동

Q33.

체조로도 변비를 고친다고요?

체조로 장에 자극을 주면 장의 연동운동이 활발해져 대변이 잘 배출되며, 배의 근육이 강화되어 변비에 큰 도움이 됩니다. 변비약을 먹지 않고도 간단한 운동으로 쉽게 변비를 치료할 수 있습니다.

장을 튼튼하게 해주는 운동요법

현대인의 운동 부족은 변비의 한 원인이 되고 있습니다. 사실 우리 몸에 운동만큼 좋은 보약이 없지만 변비에 있어서는 더더욱 그러합니다. 사무를 보는 사람들이 소화불량이 많고, 육체노동을 하는 이들은 소화불량이 적은 이유는 이 때문입니다. 장에 자극을 주면 장의 연동운동이 활발해져 대변이 잘 배출되며 또한 배의 근육을 강화하여 배변을 하는 데에도 도움이 됩니다.

기분 좋게 배변할 수 있도록 복부를 자극해 대장운동을 활발하게 하는 간단한 운동과 마사지는 특별히 시간이나 장소에 구애받을 필요가 없습니다. 가정이나 사무실에서 자투리 시간을 이용하는 것만으로 충분합니다. 변비를 한 방에 날려 보낼 수 있는 운동들을 습관화해봅시다.

물론 이 책에서 제시된 '장을 튼튼하게 하는 동작'들은 대략의 횟수를 제시해주고 있지만 이건 단지 적절한 운동량일 뿐 절대적인 것은 아닙니다. 모든 운동이 그렇듯이 한 번에 많이 하는 것보다 적더라도 매일 꾸준히 하는 것이 효과적입니다. 각각의 동작을 할 때는 편안한 마음을 유지하며 복식호흡으로 숨을 들이쉬고 내쉬는 것이 효과적입니다.

◆ 복부 두드리기 운동

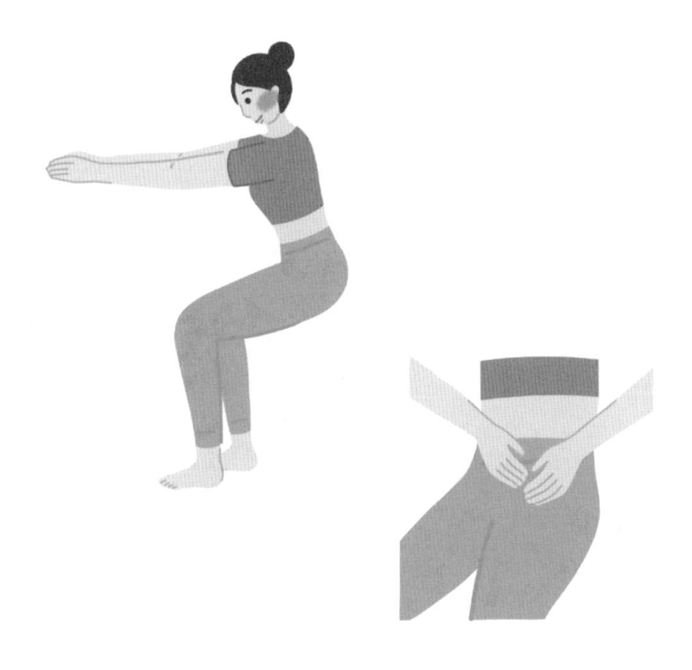

발을 어깨 넓이로 벌리고 무릎을 약 20도 구부린 기마 자세에서 양손에 힘을 빼고 손바닥으로 복부를 탁탁 두드리거나, 손바닥 대신 주먹을 쥐고 주먹의 아래쪽으로 부드럽게 칩니다. 하루에 약 500회씩 하면(5분이면 충분) 복근이 단련되고 장에 적당한 자극을 줄 수 있습니다.

◆ 복부·허리 근육 강화 운동

복부의 근육이 이완되어 있는 사람은 대장도 이완되어 있기가 쉽습니다. 따라서 복부와 허리 근육을 강화해주면 변비 치료에 좋습니다.

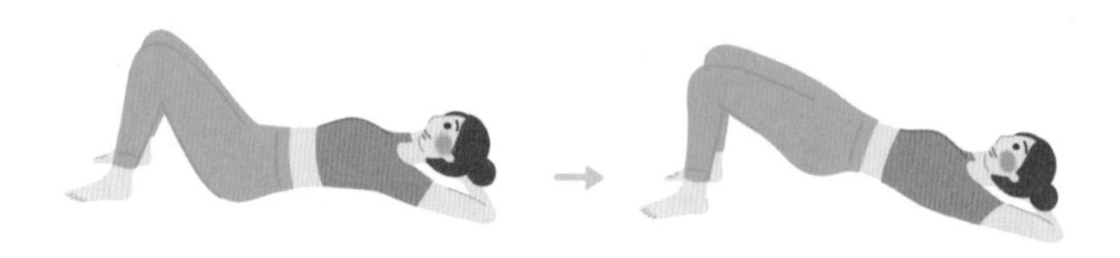

1. 반듯하게 누워서 무릎을 세운 다음, 양손을 깍지 끼고 머리 밑에 둔다. 입으로 숨을 내쉬면서 천천히 배를 쳐든다.

2. 숨을 다 내쉬고 난 후 입을 다물고 코로 숨을 들이쉬면서 천천히 배를 내려 원래의 자세로 돌아간다. 1, 2의 동작을 1회로 해서 5회 이상 반복한다.

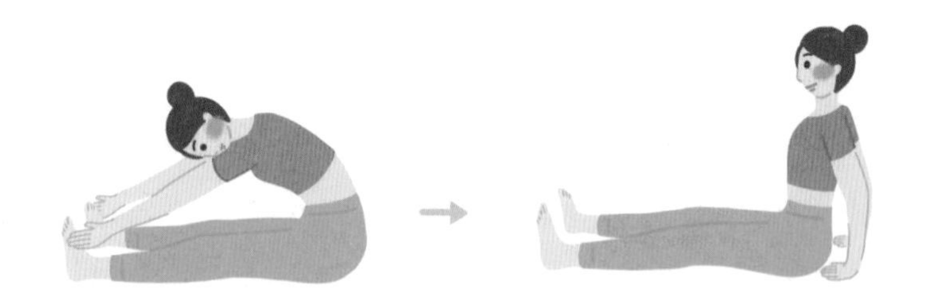

3. 두 다리를 펴고 앉는다. 입으로 숨을 내쉬면서 천천히 윗몸을 앞으로 구부리며 허리도 굽히고 두 팔을 앞으로 뻗어 손가락 끝으로 발가락을 끌어당긴다.

4. 숨을 다 내쉬면 입을 다물고 들이쉬면서 천천히 윗몸을 일으켜 원래 자세로 돌아온다. 3, 4의 동작을 1회로 하여 5~10회 반복한다.

◆ 기지개 펴기

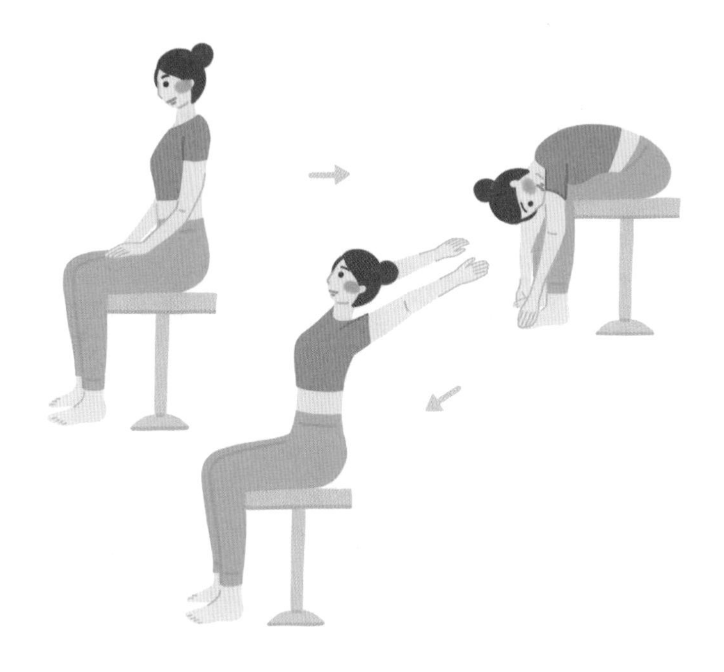

1. 의자에 앉은 채로 숨을 크게 내쉰다.
2. 상반신을 앞으로 숙여서 허벅지에 가슴을 붙인다.
3. 양손으로 크게 원을 그리면서 상반신을 일으켜 세워 뒤로 젖혀 힘껏 늘인다.

◆ 비틀기와 굽혀펴기

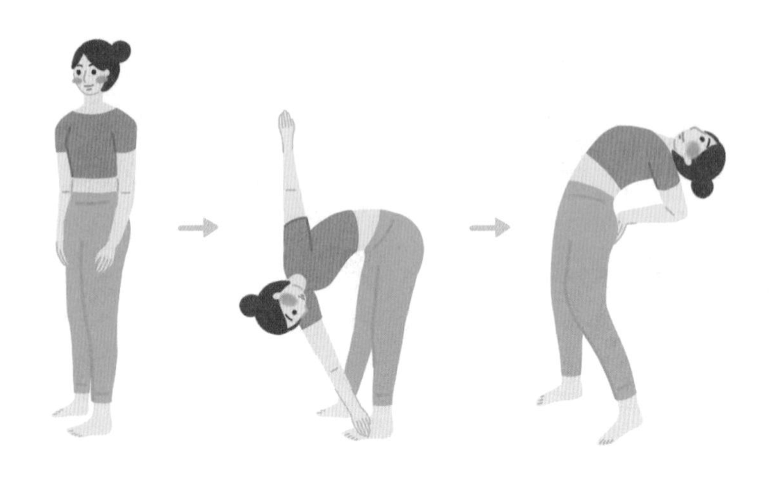

1. 다리를 어깨 보폭으로 벌린다.
2. 오른쪽 어깨를 앞으로 내밀듯이 하고 상반신을 비틀면서 더욱 깊이 숙인다.
3. 상반신을 천천히 세운 후 허리에 손을 대고 최대한 뒤로 젖힌다.
4. 이번에는 상반신을 왼쪽으로 뒤튼다.
5. 좌우 각각 10회 정도 반복한다.
6. 마지막으로 오른손을 왼발 끝에 가볍게 댄다.

Q34.

변비약을 사용하는 순서도 있나요?

일반인들은 변비로 불편하면 우선 약을 복용하여 해결하려 합니다. 그러나 우선적으로 생활습관 교정, 식이요법, 운동요법을 먼저 한 뒤에 최후의 수단으로 변비약을 먹는 게 좋습니다.

변비약을 먹지 말거나 조심해서 먹어야 하는 경우로는 첫 번째로 경련성 변비, 두 번째는 임신 중 변비로 특히 조심해야 합니다.

여러 가지 종류의 변비약

변비약에는 여러 가지 종류가 있습니다. 내복약으로는 캡

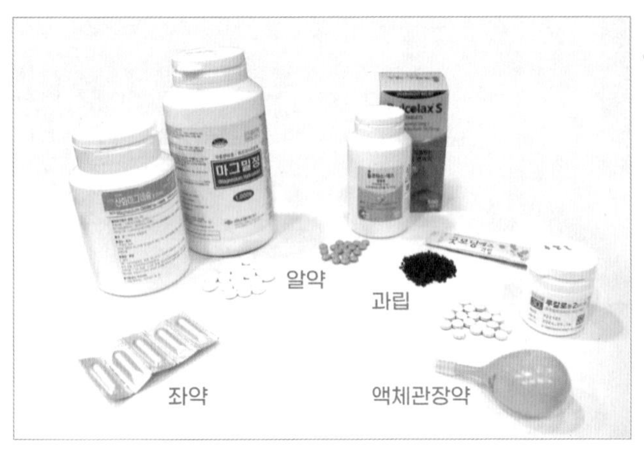

각종 변비약

슐로 된 것, 정제로 된 것, 액체로 된 것 등이 있습니다. 액체로 된 약은 정제약보다 양을 쉽게 조절할 수 있다는 장점이 있습니다. 좌약도 있는데, 내복약과는 달리 즉효성이 있고 좌약을 항문으로 넣고 20~60분 정도 지나면 변의가 생깁니다. 변비약이라기보다도 관장에 가까운 형태라고 할 수 있습니다.

변비약을 먹는 순서

변비약을 구입하기 위해 약국에 가면 둘코락스나 비사코

딜 같은 강력한 장 자극제를 권하는 경우가 많습니다. 그러나 이러한 장 자극제는 맨 나중에 써야 할 약입니다. 변비약을 먹는 순서를 소개합니다. 변비약은 약한 1단계 약부터 점차 강한 4단계 약으로 순차적으로 써야 합니다.

1단계	섬유소 제제(부피형성 완하제)로 차전자피나 메틸셀룰로오스를 사용한다.
2단계	염류성 삼투성 완하제인 마그밀 같은 마그네슘 제제를 사용한다.
3단계	고삼투성 완하제인 락툴로오스(듀파락)를 사용한다.
4단계	자극성 완하제인 비사코딜, 둘코락스, 동규자차를 사용한다.
같이 사용하면 좋은 약	① 유산균 생균제 ② 모티리움, 가나톤 같은 장운동 개선제 ③ 루칼로, 레졸로, 레조트론, 모비졸로 같은 제4형 세로토닌 수용체 작용제

Q35. 1단계 변비약은 무슨 약이 있나요?

1단계 변비약 : 섬유소 제제

섬유소 제제는 엄밀히 말해 약이라기보다는 일종의 식품입니다. 주의해야 할 점으로, 섬유소는 물을 많이 흡수하므로 반드시 물을 많이 마셔야 효과가 크다는 점입니다. 부작용으로는 복부 팽만, 가스가 차서 방귀 배출이 많아진다는 점입니다. 식이섬유는 매일 25~30g을 복용해야 하지만 우리나라 국민은 평균 17g을 섭취하고 있어 식이섬유가 부족합니다. 식품으로는 서양의 자두로 알려진 프룬, 키위, 햄프씨드가 좋습니다. 여기에 속하는 것은 다음과 같습니다.

* 질경이 씨 껍질(차전자피): 실리움덱스, 콘실

★ 메틸셀룰로오스

★ 폴리카보필

★ 카라야

★ 현미

★ 미역, 다시마 같은 해초

약품명	구성성분	용법	주의	비고
아기오과립	6g의 차전자피	1일 2회 식전 복용	장폐색증, 분변 매복은 금기	
아락실	4g 중 차전자피 2g, 센나 0.47g	1일 1~2회 복용	복통 유발 수분 섭취 요함	장 자극제 포함되어 주의 요함
실리움덱스 콘실	병으로 판매	2~3g씩 하루 두 번 복용	수분 섭취 요함	
실콘	폴리카보필 625mg	하루 2~3번 복용	수분 섭취 요함	

국내에서 시판되는 섬유소 제제

Q36.

2단계 변비약은 무슨 약이 있나요?

2단계 변비약 : 염류성 하제

산화마그네슘(Mgo), 수산화마그네슘(Mg hydroxide), 수산화칼슘, 구연산마그네슘, 마크롤 인산나트륨이 이에 속합니다. 작용기전은 소장과 대장에서 흡수가 잘 되지 않고, 대장 내 삼투압이 높아져 대장 내 수분을 증가시킵니다. 주의사항으로는 물을 많이 마셔야 하며, 과량 복용하거나 장기간 복용하면 혈액에 고마그네슘혈증을 일으킬 수 있어 신기능 부전 환자는 사용하지 말아야 합니다. 소아, 노인은 주의해서 단기간 사용합니다.

약품명	구성성분	용법	주의	비고
마그밀	산화마그네슘	1일 2g(2~4정) 1일 1, 2회 분할 복용	신부전 환자	
산화마그네슘		1일 250mg 알약 1일 2회 복용	신부전 환자	
콜론라이트산 S콜론	PEG3350	물을 첨가해 3L로 만들고, 10분마다 240ml씩 복용	위장관 폐색	대장내시경 전 장 청소 약으로 많이 쓰임
마크롤액	구연산마그네슘			

국내에서 시판되는 염류성 하제

Q37.

3단계 변비약은 무슨 약이 있나요?

3단계 변비약 : 고삼투성 하제

락툴로오스, 솔비톨, 글리세린 같은 고삼투성 완하제는 섬유소 제제에 반응이 없거나 염류성 삼투압 제제를 사용할 수 없을 때 사용합니다. 염류성 삼투압 제제는 소장, 대장 내에서 흡수가 잘 안 되어 대장 내 삼투압이 높아지고 물이 흡수가 잘 안 되어 대장에 머물게 합니다. 따라서 이 약을 사용할 때는 물을 많이 마셔야 합니다. 락툴로오스는 혈중으로 흡수가 되지 않아 환자에게도 사용 가능하고, 소아와 노인에게도 좋은 효과를 보이나 임산부에는 주의를 요합니다. 솔비톨도 락툴로오스와 효과는 비슷하나 국내에서는 시판되지 않습니다.

약품명	구성성분	용법	주의	비고
듀파락 모니락	락툴로오스	1일 1회 복용	저 갈락토스 식이요법 환자	심한 당뇨병 환자와 임산부는 주의 요함

국내에서 시판되는 고삼투성 하제

Q38.

4단계 변비약은 무슨 약이 있나요?

4단계 변비약 : 자극성 하제

자극성 하제는 약국에서 가장 많이 팔리는 약으로, 남용되고 있습니다. 자극성 하제는 안트라퀴논 제제로 센나, 알로에, 카스카라가 있고, 폴리페놀 제제로 비사코딜, 페놀프탈레인이 있고, 계면활성제로 피마자유, 도큐세이트가 있습니다.

작용기전은 아우엘바하 신경총을 자극해 장운동을 증가시키고 장을 수축시켜 대변이 잘 배출되게 하지만, 복통을 유발할 수 있고 내성이 생겨 복용량을 늘려야 합니다.

약품명	구성성분	용법	주의	비고
둘코락스 에스 비사콜 비사큐 메이킨에스	비사코딜 5mg	1일 1회 1~2정 취침 전 복용	복통, 구역질이 생길 수 있으니 장기간 사용 금지	되도록 사용하지 않는다.

국내에서 시판되는 자극성 하제

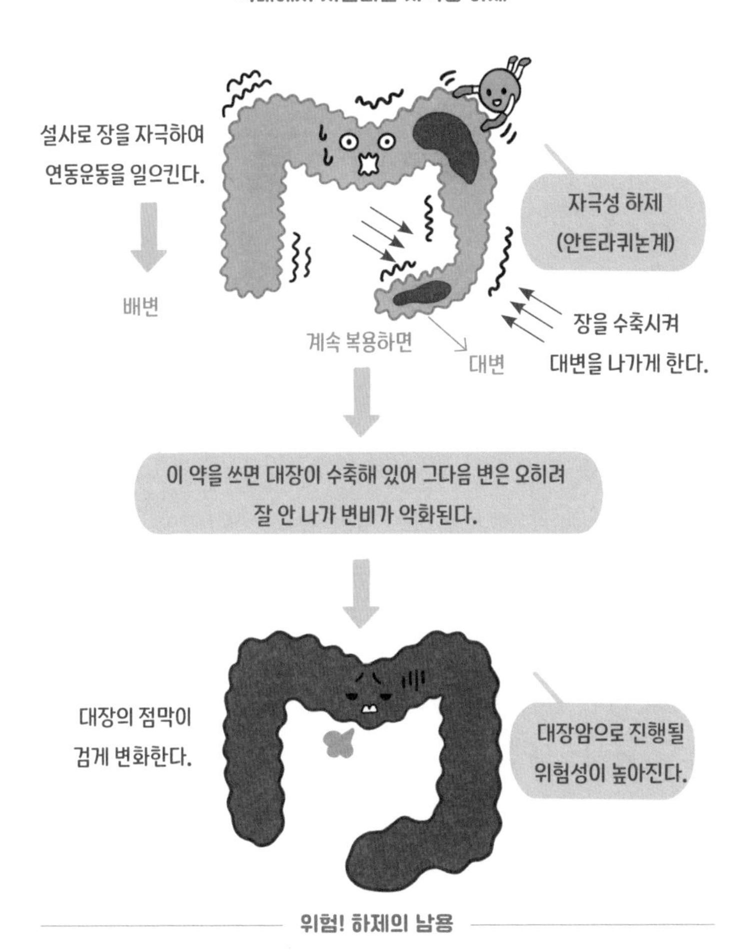

위험! 하제의 남용

Q39.

4단계 변비약을 줄이는 방법이 있나요?

4단계 변비약은 대장을 수축시켜 대변을 보게 하기 때문에 대변을 본 후에는 오히려 대변을 보기 힘들어집니다. 그래서 복용량을 점차 늘려가야 합니다. 한방차도 역시 장 자극제로, 양을 늘려가야 합니다.

필자의 환자 중에는 변비약 30알을 한꺼번에 먹어야 대변을 볼 수 있었던 환자도 있었는데, 복용량을 4알까지 줄이는데 1년이 걸렸습니다.

식이요법, 운동, 복부 마사지 등을 병행하면서 복용량을 서서히 줄여가야 합니다.

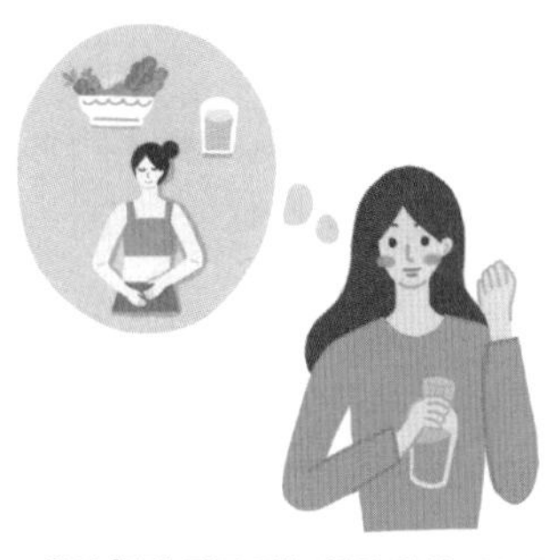

우선 현재 먹고 있는 약의 양을 10% 정도 줄인다.
식이섬유를 충분히 섭취하고, 마사지나 체조 등으로
변의를 일으키도록 한다.

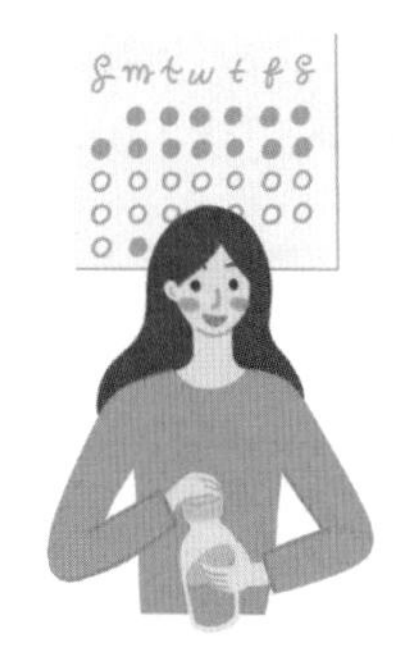

2주 정도를 목표로 10%씩 줄여나간다.

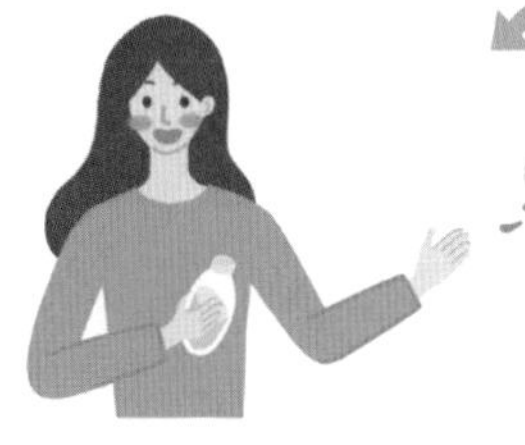

2, 3단계 약 등을 끊는 것이 어려울
경우에는 순한 약으로 바꾼다.

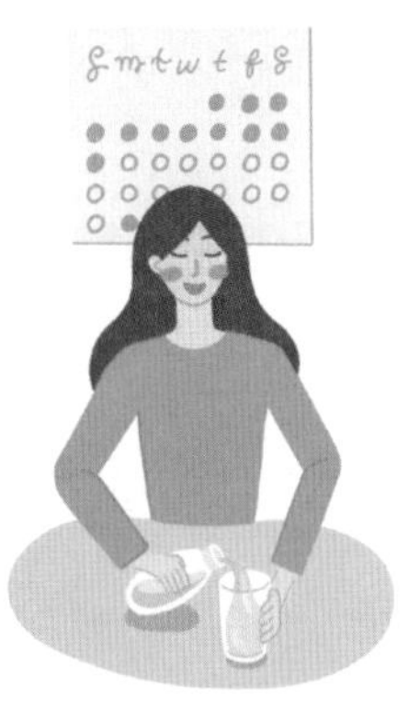

효과가 있는 양에서 시작해,
또 10% 정도씩
서서히 양을 줄여나간다.

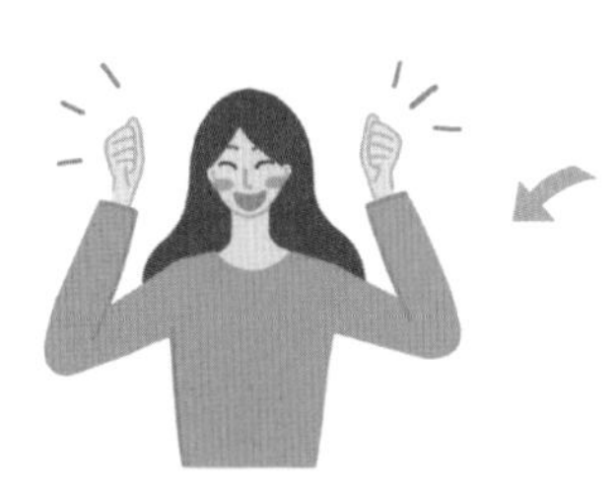

약을 먹지 않아도 배변할 수 있게 된다.
식사와 일상생활에서 주의를 지속한다.

4단계 변비약 상시 복용에서 탈출하는 법

Q40. 같이 사용하면 좋은 변비약은 뭐가 있나요?

유산균 제제와 프루칼로프라이드 제제가 있습니다.

1) 유산균 제제

유산균은 포도당, 유당을 발효하여 에너지를 얻고 유산, 초산을 만드는 균입니다. 유산은 카르복실산기(COOH)가 있

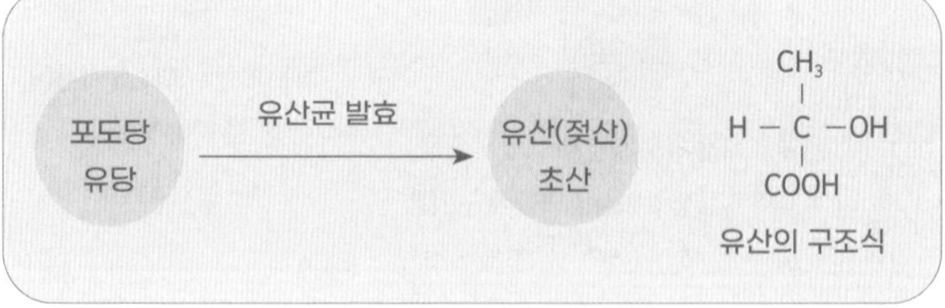

포도당
유당
유산균 발효
유산(젖산)
초산

$$H - \underset{COOH}{\overset{CH_3}{C}} - OH$$

유산의 구조식

어서 강력한 산성입니다.

유산균은 산성이어서 장을 자극하여 연동운동이 일어나게 해서 변비를 해소합니다. 변비를 유발하는 유해균을 억제하고 유익균을 우세하게 만들어 장내 환경을 개선하여 배변을 용이하게 합니다. 그 외에도 유산균은 면역 작용을 개선하며 각종 암의 발생을 억제하고 과민성 장, 자가면역질환 등의 치료에 도움이 됩니다.

유산균은 우유를 발효시킨 동물성 유산균과 김치, 청국장 등에서 유래한 식물성 유산균으로 나누어집니다. 동물성 유산균은 10~20%가 살아서 장에 도달하는 반면에 식물성 유산균은 원래 짜고 신 곳에 살기 때문에 위산, 담즙산에 죽지 않고 80%가 살아서 장에 도달합니다. 한국인은 외국산 유산균보다 한국산 유산균이 가장 좋습니다. 유산균은 식약청에서는 보장균수 1억~100억 마리(1억~100억CFU)를 권장하고 있습니다(투입균수의 10%가 보장균수입니다). 한 논문에서는 미국에서 나온 VSL#3 유산균을 투여 후 변비 증상이 개선되었음을 밝혔습니다. 변비 환자들에게 유산균을 사용해보면 대부분 변비 증상이 개선되었다고 합니다.

2) 프루칼로프라이드 제제

루칼로, 레졸로, 레조트론, 모비졸로 같은 약이 이에 속합니다. 이 약은 제4형 세로토닌 수용체(5-HT 리셉터) 작용제인데, 다른 약제보다 이 수용체에 선택적으로 작용하여 부작용이 적고 변비 환자들에게 효과가 매우 좋아 필자도 많이 처방하고 있습니다.

구성성분	약품명	용법	기타
프루칼로프라이드 1mg, 2mg	루칼로	1일 1회	오리지널 약
	레졸로		가격이 저렴하다.
	레조트론 모비졸로		가격이 가장 저렴하다.

Q41.

변비(장)에 좋은 음식은 뭐가 있어요?

: 발효식품, 폴라보노이드, 카로티노이드, 피토케미컬, 마그네슘 제제

변비 치료에 약보다는 우선적으로 식이요법부터 시행해야 됩니다.

변비에 좋은 식품을 소개합니다.

1) 채소, 저당 과일

채소는 살짝 데쳐 먹는 게 좋습니다. 저당 과일은 토마토, 레몬, 라임 등입니다(식이섬유 종류는 126p에서 자세히 설명했으니 참고해주세요).

2) 발효식품

발효식품은 프로바이오틱스(유산균)이 많고, 유산균의 먹이가 되는 프리바이오틱스가 많은 식품입니다. 대표적인 발효식품으로는 콩류(청국장, 낫토, 된장), 유제품(요구르트, 치즈), 채소류(김치, 장아찌), 삭힌 홍어 등이 있습니다. 세계적인 건강 음식 다섯 가지 중 세 가지가 발효식품인데 즉 김치, 낫토, 태국 청국장이 대표적인 발효식품입니다.

❶ 채소: 잎채소, 케일, 시금치, 브로콜리, 양배추, 양파, 버섯, 껍질콩, 샐러리, 무, 미나리, 마늘, 파, 생강

❷ 저당 과일·채소: 피망, 토마토, 호박, 가지, 레몬, 라임

❸ 발효식품: 요구르트, 김치, 홍어, 된장, 청국장

❹ 건강한 지방: 올리브유, 코코넛 오일, 참기름, 아몬드 밀크, 아보카도, 견과류, 자연치즈, 씨앗류

❺ 단백질: 방사유정란, 야생 어류, 조개류, 조류, 방목육

변비(장 건강)에 유용한 음식

발효식품

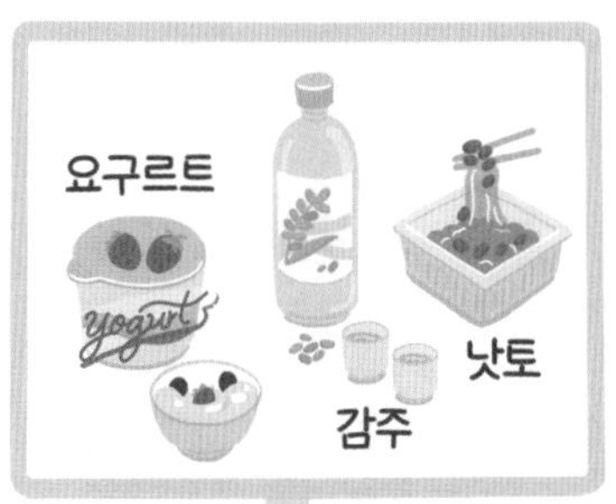

장내세균의 밸런스를 정돈한다.

프리바이오틱스(올리고당)

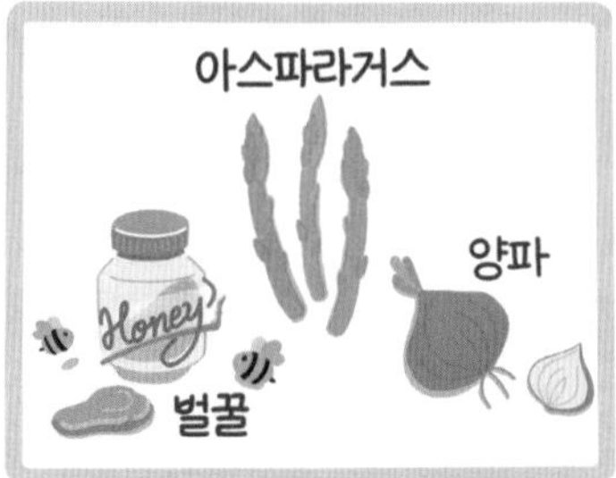

유익균의 먹이가 된다.

장내세균이 정돈되면
장의 활동이 좋아져
변통이 개선된다.

유해균

유익균

장내 유익균은 늘고 유해균이 줄어든다.

발효식품, 프리바이오틱스(올리고당)의 효과

3) 플라보노이드

녹차, 양파, 감귤류, 블루베리, 은행, 적포도에 풍부합니다. 항산화, 항노화, 항염, 항료, 항암, 항바이러스 효과가 있습니다. 장 건강에 좋고 변비에도 좋습니다.

4) 카로티노이드

당근의 붉은 색소에서 유래하는 것으로 당근, 호박, 고구마, 시금치, 토마토에 많습니다. 식물성 섬유소가 많아 변비, 장 건강에 좋고, 항암, 눈 건강에도 좋습니다.

5) 피토케미컬

채소에 많은 피토케미컬은 식물이 병충해로부터 스스로를 보호하기 위해 만들어지는 물질로 장 건강, 면역력 상승, 항산화 작용, 암 예방에 좋습니다.

6) 마그네슘 제제

◆ 변의 수분량을 늘리는 마그네슘

'변비에 마그네슘이 잘 듣는다'라고 해도 잘 모르는 분이 많을 것 같은데, 마그네슘은 2단계 설사약으로 변비를 해소하는 효과가 높은 영양소입니다. 장내 수분량을 증가시키고 변을 부드럽게 하여 배변하기 쉽게 합니다. 변비인 사람은 마그네슘이 부족해지기 쉬우므로 섭취량을 늘리는 게 좋습니다. 마그네슘의 하루 권장량 기준은 성인 남성 320~370mg, 성인 여성 270~290mg이며, 마그네슘을 많이 함유한 식품으로는 두부, 해조류, 해삼, 시금치 등이 있습니다. 낫토나 완두콩은 한 끼분당 마그네슘의 양이 많고 손쉽게 먹을 수 있기 때문에 추천합니다.

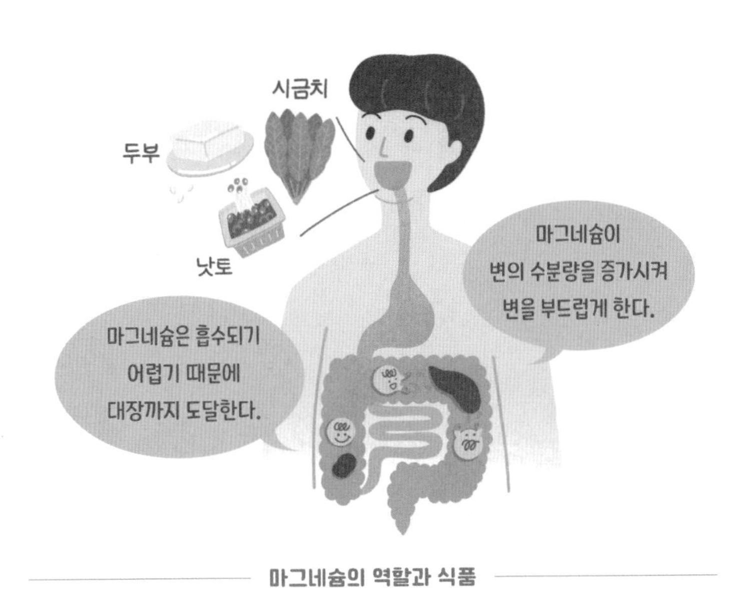

마그네슘의 역할과 식품

Q42.

변비에 안 좋은(장이 싫어하는) 음식은 뭐가 있어요?

: 항생제, 술, 가공식품, 육류

❶ 항생제

유산균을 위시한 유익균은 변비를 치료하는 효과가 있습니다. 그러나 항생제를 복용하면 유해균뿐 아니라 유익균도 사멸합니다. 질병으로 인해 불가피하게 항생제를 복용해야 할 때는 유산균 제제를 같이 복용하는 것이 좋습니다. 유산균은 몸에 해롭지 않은 천연 항생제이므로 항생제보다 유산균을 먹는 것이 좋습니다. 만약 항생제를 복용해야 한다면 항생제가 유산균을 죽일 수도 있으므로 유산균은 항생제 복용 이후 2시간 뒤에 먹는 게 좋습니다.

❷ 술

술을 마시면 유산균이 사멸하고, 일시적으로 장염이 일어나 설사하기 쉽습니다. 술은 에틸알코올입니다. 에틸알코올은 우리 몸에 들어오면 아세트알데히드로 전환되었다가 초산이 되고, 마지막에 물과 이산화탄소로 분해됩니다. 최종 산물인 초산은 에너지 생산을 늘려 건강에 유익하지만, 중간 산물인 아세트알데히드는 체내에 축적되면 두통, 오심(惡心) 등을 일으켜 건강에 유해합니다. 지속적인 음주로 아세트알데히드가 쌓이고 술을 해독하는 간이 나빠지면 알코올성 간염, 간경화, 간암까지 발병할 수 있습니다. 음주를 적게 하는 것이 최선이지만 술을 마셔야 한다면 물과 유산균을 같이 섭취하는 것이 좋습니다.

❸ 가공식품

가공식품은 지방이 많을 뿐만 아니라 방부제, 정제당, 각종 식품첨가물도 다량 함유되어 있어 장내 유해균을 증식시키고, 유익균을 사멸시키는 원인이 됩니다. 되도록 적게 먹고, 식물성 섬유소가 많은 채소를 함께 먹는 게 좋습니다. 육류, 곱창, 장어, 튀김, 라면 등 지방이 많은 음식도 피하는 것이 좋습니다.

❹ 육류

소량은 괜찮으나 다량으로 먹는 것은 장 건강에 좋지 않습니다. 여러 번 씹어 먹고, 조금 적게 먹을 것을 권합니다. 육류를 먹으면 소화를 위해 강력한 담즙산이 나오는데, 이는 장 건강에 좋지 않습니다.

❺ 소화가 잘 안 되는 음식

오징어, 조개 등은 소화하기 힘든 식품으로, 이런 것을 먹으면 소화시키기 위해 강력한 소화액인 담즙산이 많이 나와 장에 안 좋은 역할을 하고 변비도 악화시킵니다. 먹더라도 소량으로, 여러 번 씹어 먹습니다.

Q43. 하루 두 끼 식사(간헐적 단식)는 비만이 아닌 보통 사람에게도 좋은가요?

결론적으로 좋습니다. 현대사회는 영양 과잉 시대입니다. 장의 불편함을 호소하는 사람이 30%가 넘습니다. 장을 편안하게 하기 위해 음식을 절제하는 것은 어렵지만, 가장 쉽고 편하게 섭취량을 줄일 수 있는 방법은 간헐적 단식의 하나인 아침 단식법입니다. 전날 저녁 식사 때 섭취한 영양소들이 사용되지 못하고 간에 저장되어 있어 식사를 하지 않아도 영양이 충분하기 때문입니다.

뇌가 포도당만을 에너지원으로 사용한다는 잘못된 인식이 있는데, 뇌는 체내에 포도당 공급이 부족할 때면 지방을 태워 케톤체라는 에너지원을 만들어 내어 사용합니다. 케톤체를 뇌의 에너지원으로 사용하게 되면 엔도르핀의 분비량이 증가해 기분 좋은 상태를 유지할 수 있고, 맑은 정신으로 활기차게 하루를 시작할 수 있습니다.

따라서 아침 식사를 거르는 대신에 1L 이상의 녹차나 물을 마실 것을 권장합니다. 밤사이 부족했던 수분을 섭취하고, 동시에 장운동을 일으켜 배변을 도와 장 건강에 좋습니다. 녹차에 함유된 소량의 카페인(15mg , 커피의 1/10)은 신진대사를 활발하게 만들어 주기도 합니다. 또한 녹차에는 폴리페놀, 비타민, 아미노산, 사포닌 등이 있어서 체중 감량, 항암효과, 혈압 강하, 혈당 강하, 동맥경화 방지, 지방 감소, 항노화, 항알레르기 등 수많은 효과를 얻을 수 있다. 이것이 아침에 식사하는 대신 차를 마셔야 하는 이유입니다.

'굶어 죽는 사람은 적고, 과식해서 죽는 사람은 많다'라는 속담이 있습니다. 음식을 과다하게 섭취하면 소화불량을 일으켜 장내 미생물의 균형이 깨지기도 합니다. 과식하기 쉬운 현대사회에서 아침 단식을 통한 절식을 비만이 아닌 보통 사람에게도 권장하고 싶습니다.

Q44. 장내세균과 질병의 관계

사람의 장에는 1000종류 이상 100조 개의 세균이 있습니다. 종류마다 장 벽에 밀집해 있는 모습이 마치 꽃밭 같다고 해서 '장내 플로라'라고도 부릅니다. 최근 장내세균은 여러 가지 질병과 관련이 있다는 것을 알게 되었습니다.

장내세균은 유익균, 유해균, 중간균의 3가지 종류가 있으며 2:1:7 비율로 균형을 이루고 있습니다. 그런데 어떤 이유에서 균형이 깨져 나쁜 균이 늘어나게 되면 몸에 여러 가지 악영향이 나타납니다. 예를 들어, 면역 기능이 저하되거나 알레르기를 일으키기 쉬워지는 것으로 알려져 있습니다. 이 외에도 당뇨병, 대장암, 우울증 등의 다양한 질병과 장내세균과의 관계를 나타내는 연구보고도 나오고 있습니다.

변비도 장내세균과 깊은 관계가 있습니다. 장내에 유해균이 늘어나면 장의 움직임이 나빠져서 변비가 되는 것입니다. 게다가 변비가 되면 음식물 찌꺼기가 장에 오래 머물기 때문에 이것이 유해균의 먹이가 되어 장내 환경을 악화시키는 원인이 됩니다. 따라서 변비를 방치하면 간접적으로 여러 가지 질병에 걸릴 위험이 높아질 우려가 있는 것입니다.

Q45. 바이오피드백(물리치료)으로 치료하는 변비도 있나요?

변비의 행동요법, 바이오피드백

바이오피드백은 환자가 모니터를 보면서 자신의 생물학적 반응을 스스로 조절하는 능력을 향상시키는 물리치료 방법입니다. 변이 직장까지 잘 도달하여 장에 쌓여 있는데도 배변을 못하는 분들도 꽤 많은데, 이를 직장출구형 변비라고 하고, 이 중 많은 부분이 변을 볼 때 이완되지 않는 치골직장근(항문거근) 때문입니다.

S상결장에서 변이 그대로 줄줄 새는 것을 방지하기 위해 치골직장근이 근육을 꽉 잡고 있는데, 배변을 위해서는 이 근육이 이완되어야 합니다. 하지만 이 근육이 조절되지 않는 이들은 변을 배출할 수 없는 상황에 직면하게 되는데, 이

럴 때 모니터를 보면서 항문거근의 이완 능력을 향상시키는 것이 바로 바이오피드백입니다. 바이오피드백은 변실금 환자에게도 아주 유용합니다. 바이오피드백은 다음과 같은 순서로 이루어집니다.

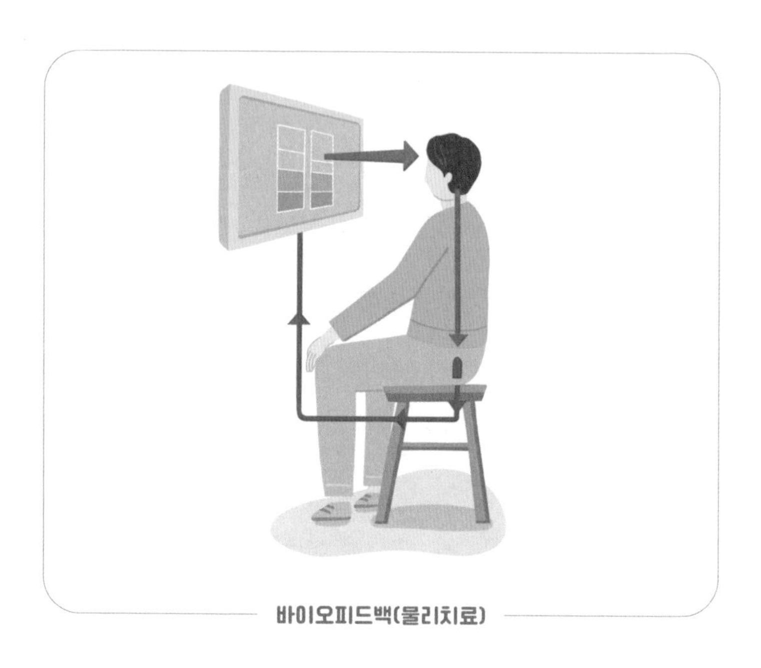

바이오피드백(물리치료)

① 먼저 환자의 안정 시와 힘주기 시, 이완 시의 항문괄약근과 치골직장근의 힘이 모니터에 표시됩니다.

② 각 근육의 이완과 수축을 모니터에 표시해 환자에게 보여줍니다.

③ 항문근의 수축 및 이완에 따르는 변화를 환자에게 교육합니다.

④ 이완해야 할 때 이완할 수 있도록 교육합니다.

⑤ 충분한 학습을 통해 배변 장애가 어느 정도 해결되면, 집에서 기구 없이 혼자 연습(항문 조이기와 풀기 훈련)을 합니다.

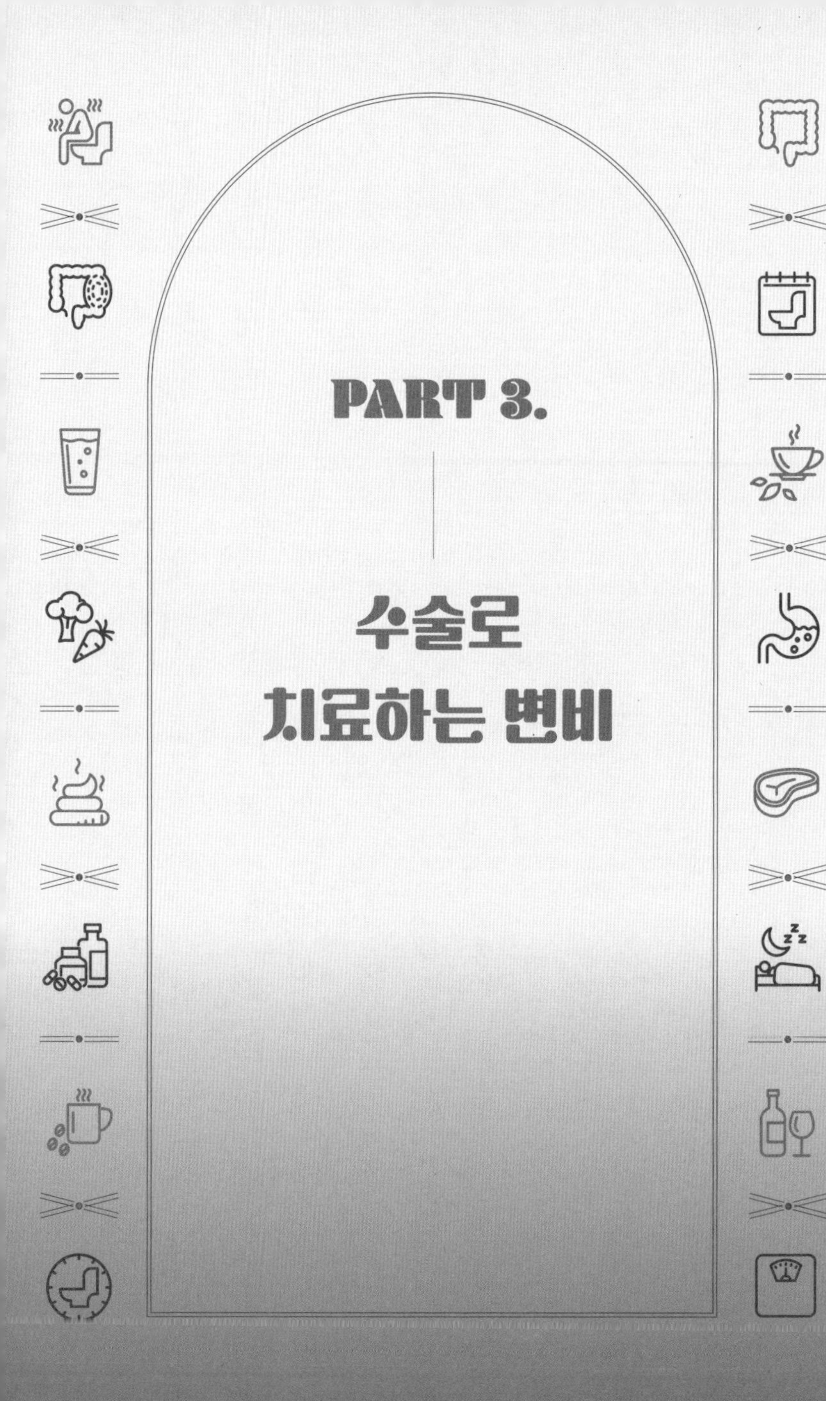

PART 3.

수술로 치료하는 변비

Q46.

수술로 치료해야 하는 변비도 있나요?

우리는 변비를 약물로 치료해야 된다고 생각하기 쉽지만 수술로 치료되는 변비도 꽤 있습니다.

대장과 직장에서 배출 장애가 있는 변비는 수술로 치료해야 합니다.

배출 장애는 직장형 변비(출구폐쇄형 변비)와 대장 무력증, 서행성 변비로 크게 나누어집니다.

수술을 해야 하는 직장형 변비는 ① 직장류(직장질벽이완증), ② 직장탈출증, ③ 직장중첩증, ④ 항문질환(치열, 치핵) ⑤ 항문내압 항진증 등이 있습니다.

배출 장애를 일으키는 변비는 ① 대장암, 양성종양(용종 등), ② 장유착, ③ 장 무력증이 있는데, 이에는 서행성 변비,

특발성 거대결장증, 성인 선천성 거대결장증(히르쉬스프룽병) 등이 있습니다.

대부분의 변비는 생활습관, 운동, 약으로 치료되지만 반드시 수술을 해야만 하는 변비가 있습니다. 직장류, 직장탈, 선천성 거대결장이 원인인 변비는 수술을 해야 치료되며 약에 반응을 하지 않는 대장 무력증 등은 수술을 하기도 합니다.

변비를 일으키는 외과적 질병에는 어떤 병이 있는가?

변비를 일으키는 외과적 질병에는 대장암을 필두로 대장용종, 대장게실증, 크론병, 완전직장탈, 불완전직장탈, 성인 거대결장증 등이 있습니다.

여기서는 개념 정도만 이해하고, 다음 장에서 자세히 설명하도록 하겠습니다.

1) 직장류(직장질벽이완증)

직장과 질 사이의 벽이 얇아져서 주머니 모양으로 늘어나 배변 시 대변이 항문 쪽으로 나오지 않고 질 쪽에 고여 있어 배변 장애와 변비를 일으키는 질환으로 '직장질벽이완증'이라고도 합니다. 이렇게 되면 배변 시 대변이 질 쪽의 주머니로 들어가서 대변을 보는 힘이 분산되어 항문 밖으로는 잘 나오지 않아 배변곤란이 유발되어 변비가 됩니다. 수술은 약화된 직장 질벽을 강화시켜줍니다.

2) 직장탈출증

말 그대로 직장이 항문을 지나 밖으로 빠져나온 상태를 말하며, 역시 배변곤란이 유발되어 변비가 됩니다.

3) 거대결장증

거대결장은 비정상적으로 확장된 결장을 말하는데 선천

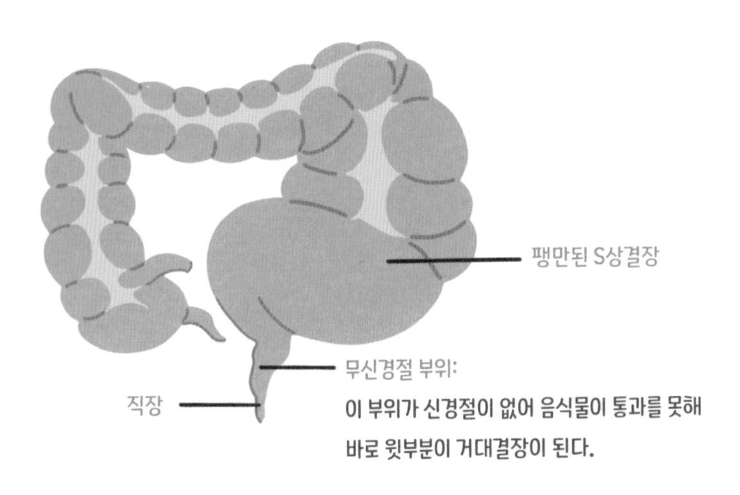

거대결장증의 병태 생리

성 거대결장증, 특발성 거대결장증, 중독성 거대결장증 등이 있습니다. 거대결장증은 무신경절 부위가 있는데, 이 부위가 신경절이 없어 음식물이 통과를 못해 바로 윗부분의 장이 거대하게 확장됩니다. 수술은 무신경절 부위와 거대결장 부위를 절제합니다. 결장도 너무 확장되면 결장의 근육이 힘이 없어 변이 더욱 통과를 못하게 됩니다.

4) 심한 장 무력증

심한 만성변비로 일상생활에 지장을 받고, 거대결장이 아니면서도 장에 힘이 없어 변이 진행을 못하는 상태로 수술을 요합니다.

5) 항문질환: 치핵, 치열, 치루

변비와 치질은 이종사촌 간입니다. 대개 변비인 사람은 치질이 되기 쉽고, 또 치질인 사람은 변비인 경우가 많습니다. 이는 변비 때문에 변이 딱딱해지면 배변 시 강하게 힘을 주어야 하기 때문에 항문이 항문 밖으로 쉽게 빠지고 울혈이 되거나(치핵), 항문 점막이 찢어져(치열) 출혈이 되는 것입니다. 항문질환 가운데 가장 많은 것은 치핵입니다. 또한 치열이 생기면 심한 통증 때문에 배변을 참는 경우가 많아지기 때문에 변비를 악화시킬 수 있습니다. 변비가 치열을 만들고, 치열이 변비를 악화시키는 악순환이 반복되는 것입니다. 이처럼 변비는 항문질환을 유발하기가 쉽습니다.

Q47. 배변곤란을 일으키는 직장류(직장질벽이완증)가 뭐예요?

'류'란 '주머니'란 뜻입니다.

'직장류'란 직장과 질 사이의 벽이 얇아짐으로써 직장에서 질 쪽으로 주머니 모양으로 늘어나 항문 쪽을 향할 대 변이 이 직장류 주머니 쪽으로 힘이 분산되어 항문 밖으로 잘 나오지 않게 되는 질환입니다. '직장질벽이완증'이라고도 합니다.

이 질환은 주로 중장년 여성에게 많이 나타납니다. 흔히 분만을 많이 하게 되면 질벽이 늘어나고 약화됩니다. 젊었을 때는 그럭저럭 견디게 되나 중년이 되면 질벽과 직장 사이의 격벽이 더 약화되어 질 쪽으로 주머니가 생기게 되어 생기는 질환입니다.

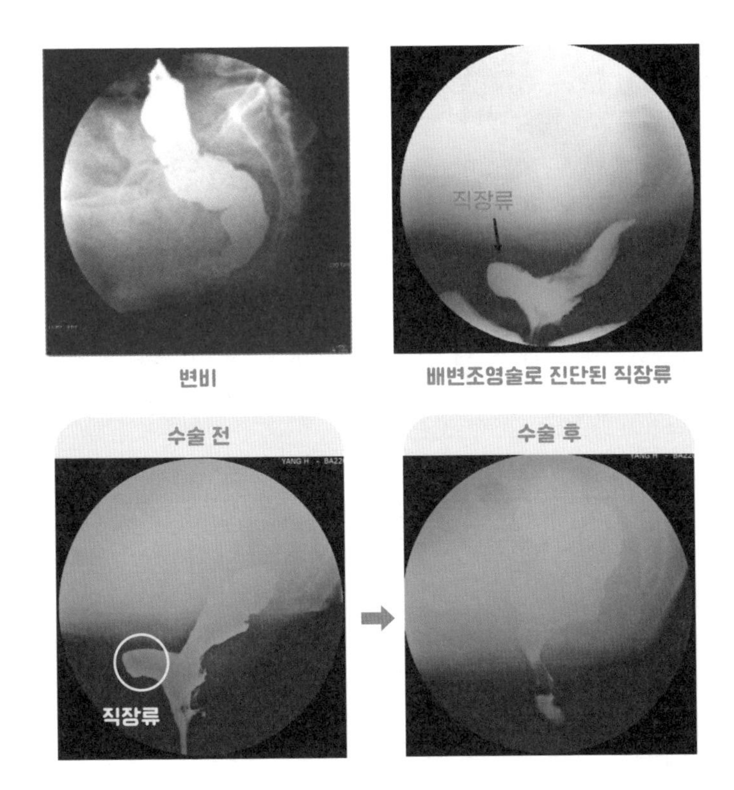

직장류 교정술(수술 전의 직장류 상태가 수술 후 개선되었다.)

증상

배변곤란으로 변기에 10분 이상 앉아 있어도 배변이 잘 안됩니다. 급기야 손가락으로 질 후벽 부위나 회음부를 눌러서 배변을 하게 됩니다. 배변을 하고 나도 또 배변을 하고 싶은 느낌인 잔변감을 느끼며, 변비나 변실금, 항문통 등 증상을 갖게 됩니다. 서 있을 때 항문이 빠질 것 같은 느낌이 드는 경우도 많습니다.

진단 검사

① 직장항문 수지 검사를 하면 직장 질벽이 아주 얇고, 직장에서 질 쪽으로 주머니 모양으로 늘어나 있는 것을 확인할 수 있습니다.

② 배변조영술을 하여 확진을 하게 되는데, 질 쪽으로 돌출된 주머니가 보입니다.

치료

증상이 없으면 치료를 하지 않습니다. 치료는 식이요법, 배변습관 개선, 약물 투여 등의 보존적 치료를 먼저 해보고 증상이 나아지지 않을 때 수술을 합니다. 배변조영술에서 3cm 이상이 질 쪽으로 늘어나 있고 증상이 있으면 수술합니다.

수술하는 방법은 항문을 통한 경항문 수술과 질을 통한 경질적 수술이 있습니다. 경질적 수술은 탄탄하게 교정되지만 통증이 심하고 성행위 시 성교통을 호소할 수 있습니다.

보통은 경항문 수술을 우선적으로 하게 되는데, 통증이 아주 적고 성교통이 없습니다. 아주 심한 직장류는 경질적 수술을 하기도 합니다. 수술 방법은 잉여 직장벽이나 질벽의 점막을 절개한 후 항문거근 조임술을 시행하여 탄탄하게 막아주고, 여분의 점막을 절제한 후 봉합합니다.

치료 결과

수술하면 90% 이상에서 증상이 개선됩니다. 97% 호전율을 보고한 논문도 있습니다.

Q48.

변비(배변곤란)를 유발하는 직장탈출증이 뭐예요?

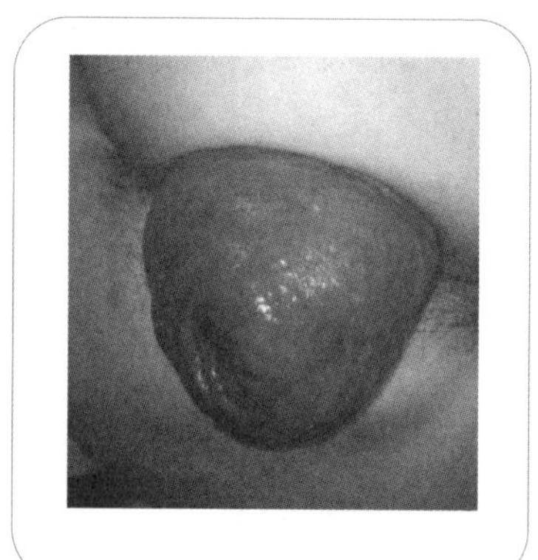

직장탈출증

직장의 전 층이 항문 밖으로 빠져나온 것을 '직장탈출증'이라고 합니다.

복막의 가장 아래쪽에 위치한 골반저근육이 약하고 직장 주위 근육이 약해 고정이 안 되어 직장이 항문 밖으로 빠진 질환으로, 약 2cm 정도부터 약 10cm까지 다양하게 탈출됩니다. 고령자에게 흔히 나타나고, 분만을 여러 번 한 여성에게도 많이 나타납니다. 빠져나온 직장이 항문을 막게 되어 배변곤란과 변비가 생깁니다.

특히 2세 미만의 유아에게 많이 발생하고, 성장하면서 사라졌다가 장년, 노년이 되면서 골반저근육이 약해지며 많이 발생합니다. 유아기에는 선천적으로 골반저근육이 약해서 생기는데, 유아기 직장탈은 골반저근육이 성장하면서 강해지면 없어지므로 수술하지 않고 기다립니다. 장년, 노년기에는 골반저근육이 약해져 골반 내 장기(직장, 질)등이 빠져나오게 됩니다. 분만을 많이 한 여성에게도 흔합니다.

치료법

유아기의 직장탈은 수술을 하지 않고, 변비를 예방해주는 보존적인 치료를 합니다. 배변 후 직장탈출이 일어나면 어

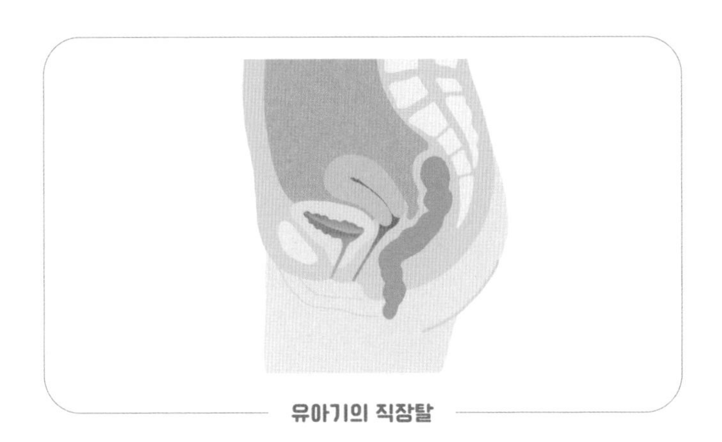

유아기의 직장탈

머니가 손가락으로 유아의 항문 안으로 집어넣어주도록 가르쳐줍니다.

성인의 직장탈출증은 변비약 등으로 배변을 용이하게 하는 약물 치료를 우선적으로 하며, 약물치료로 효과가 없으면 수술을 하게 됩니다. 수술은 항문 쪽에서 하는 델롬 수술, 알트마이어 수술, 갠트미와-티트쉬 수술 등이 있고, 복강경으로 하는 직장고정술이 등이 있습니다.

예방법

변비를 예방하여 배출 시간을 단축시키고, 배변 시 과도한 힘주기를 하지 않도록 하고, 배변을 용이하게 하는 약을 줍니다.

Q49.

수술을 해야 하는 대장 무력증도 있나요?

대장의 연동운동이 안 되어 대변이 대장 내에서 내려가지 못하고 적체되어 변비가 생기는 질환으로 대장 무력증, 히르쉬스프룽병, 거대결장증이 이에 속합니다.

원인

선천성 거대결장증(히르쉬스프룽병)은 대장 내에 아우어바흐 신경총이 부족하여 생기는 질환이고, 대장 무력증은 당뇨병 등으로 대장의 근육이 약화되어 생기며, 거대결장증은 대장이 늘어나서 대장의 근육이 기능을 못하여 대변을 밀어내지 못해 대변이 정체되는 질환입니다.

진단

대장 통과시간을 측정했을 때, 통과가 지연되어 캡슐에 포함된 링이 5일이 되어도 20% 이상 대장에 머물러 있으면 대장 무력증으로 진단합니다. 진단 시 대장내시경, 대장조영술도 같이 합니다.

치료

대장을 부분적으로 병변이 있는 곳을 절제하기도 하고, 대장 대부분을 절제하는 아전절제술을 하기도 합니다.

대장 대부분을 절제(아전절제술) 후 소장 끝인 회장(A2)과

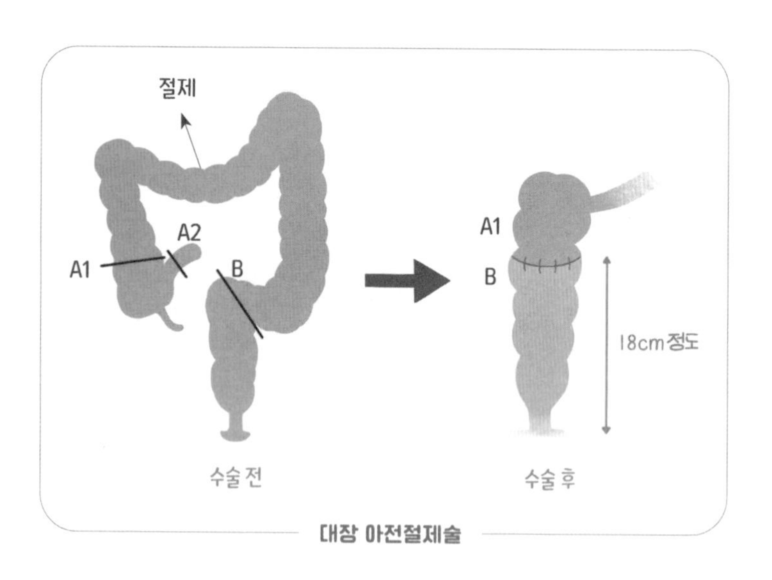

대장 아전절제술

직장(B)을 연결하는 방법과 맹장(A1) 부위와 직장(B)을 연결하는 방법이 있습니다. 양병원에서는 전자의 수술은 설사나 빈번한 배변이 나타나는 경우가 많아 주로 후자의 수술을 하고 있습니다.

대장을 80% 정도 절제한다는 것은 환자나 의사에게 심적으로 부담이 됩니다. 평생 변비가 지긋지긋해서 제발 대장을 잘라달라고 오는 환자들에게 몇 가지 검사 후 대장을 절제하는 적응증에 들어갔음에도 약을 몇 달 더 사용하고 수술하자고 하게 됩니다. 의사나 환자가 이렇게 고민하며 약물요법을 하다가 도저히 안 되면 대장 아전절제술을 하게 되는데, 7~8일에 배변을 한 번 보던 환자가 매일 배변을 하는 등 대개는 결과가 좋게 나옵니다.

결과

90% 이상에서 증상이 호전되어 대변을 7~8일째 한 번 보던 분이 매일 보게 됩니다. 소장 끝(A2)을 연결한 경우에는 수술 후 빈번한 배변이나 설사를 하게 되는 경우도 10~20% 정도 발생하지만 맹장(A1)을 연결한 경우에는 설사를 하는 경우는 거의 없습니다.

Q50.

변비를 유발하는 항문질환 삼총사는 뭐예요?

: 치핵, 치열, 치루

변비와 치질은 이종사촌 간입니다. 대개 변비인 사람은 치질이 되기 쉽고, 또 치질인 사람은 변비인 경우가 많습니다. 변비로 인해 변이 딱딱해지면 배변 시 강하게 힘을 줘야 하기 때문에 항문이 항문 밖으로 쉽게 빠지고, 울혈이 되거나(치핵) 항문 점막이 찢어져(치열) 출혈이 되기도 합니다. 항문질환 가운데 가장 많은 것은 '치핵'입니다.

또한 치열이 생기면 배변 시 심한 통증으로 인해 배변을 참는 경우가 많아지기 때문에 변비를 악화시킬 수 있습니다. 변비가 치열을 만들고, 치열이 변비를 악화시키는 악순환이 반복되는 것입니다. 이처럼 변비는 항문질환을 유발하기가 쉽습니다.

항문질환 삼총사

항문의 구조는 단순해 보이지만 상당히 복잡합니다. 많은 혈관층이 분포하며 항문내·외 괄약근이 있어 대변 조절을 해줍니다. 사실 치질(痔疾)은 말 그대로 항문의 모든 질환(치핵, 치열, 치루 등)을 통틀어 말하지만 보통은 이 중 항문 안쪽의 점막, 점막하층이 늘어나 항문 밖으로 빠져나오는 치핵을 일반인들은 치질이라고 부르는 경우가 많습니다.

치질의 최대 원인은 변비와 설사에 있습니다. 이 중에서 변비가 중요한 원인이 되는 것이 치핵과 치열이며, 치루는 설사가 원인이 됩니다.

◆ 항문 쿠션이 항문 밖으로 생기는 '치핵'

항문 조직(항문 쿠션)에는 혈관이 많이 분포하고, 정맥들이 확장되어 있습니다. 항문 쿠션 조직(치핵 조직)은 평상시에 혈액이 채워져 있어 변이 새지 않게 항문을 닫아놓기 위한 조직입니다. 이 항문 쿠션 조직이 배변 시에는 입술처럼 나왔다 들어갔다 하는데, 늘어나서 늘 빠져

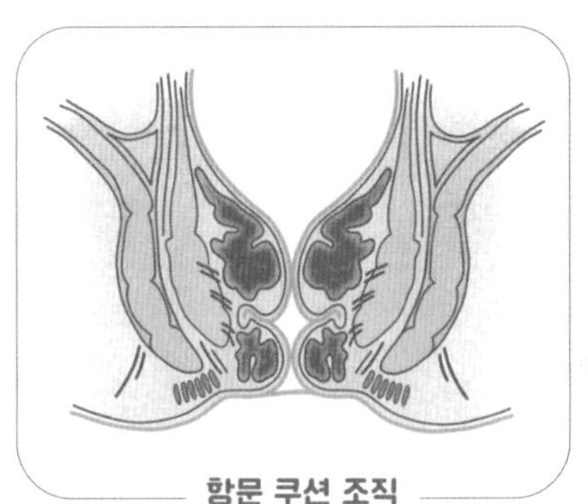
항문 쿠션 조직

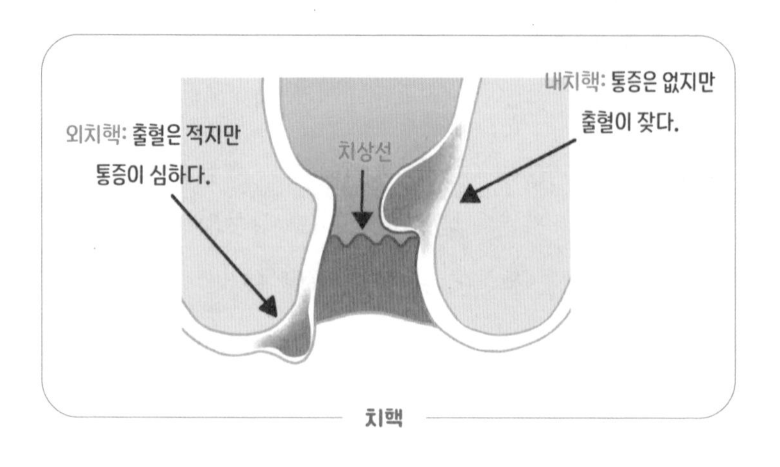

치핵

있는 상태가 '치핵'입니다.

변비와 치핵이 이종사촌 간이라는 것은 변비일 때 긴 시간 동안 앉은 자세로 힘을 주게 되면 항문 쿠션 조직이 항문 밖으로 빠져나와 치핵이 생기기 쉽기 때문입니다. 가장 흔한 증상으로는 피가 나는 것과 항문 조직이 밖으로 나오는 탈출입니다. 용변 후 항문이 빠져나오면 손으로 밀어 넣어야 하므로 번거롭습니다.

치핵 치료는 이 빠져나오는 치핵을 비정상적인 정맥류 조직으로 생각하여 많이 제거해왔는데 최근 이 쿠션 조직(치핵 조직)이 정상 조직으로 밝혀짐에 따라 많이 제거하는 대신 간단한 수술법, 즉 '거상 치핵 수술'이라고 하여 항문 점막을 거의 그대로 두고 항문 점막을 약간만 절개하며 치핵 조직은 최소한으로 절제하고 빠져나온 치핵 조직을 원래의 항문 안 위치로 거상시키는 수술법이 개발되어 통증이 적고 쉽게 치료를 받을 수 있습니다.

◆ 항문의 찢어진 상처, '치열'

치열은 말 그대로 항문이 찢어지는 것입니다. 여성들에게 많이 발생하는데, 여성에게 변비가 많기 때문입니다. 딱딱해지고 굵어진 변을 배출할 때 항문의 가장자리가 찢어져 치열이 생기는 것입니다. 신경분포가 많은 항문의 가장자리가 찢어지면 내괄약근이 경련성 수축을 일으켜 통증이 심하기 때문에 화장실에 가는 것이 두려워지게 되고, 이렇게 되면 변은 더욱 딱딱해져서 배변 시 항문의 가장자리가 찢어

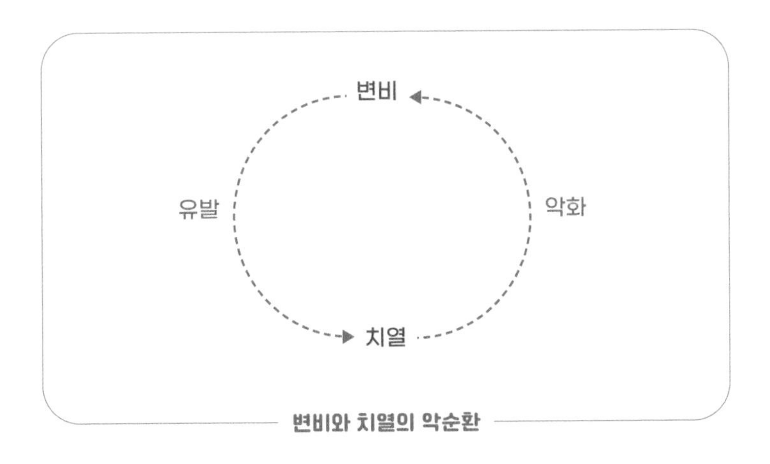

변비와 치열의 악순환

져 치열이 심해지는 악순환을 일으킵니다.

배변 후 통증이 몇 시간 지속되기도 하고, 한동안 아프다가 약물치료로 좋아졌다가 다시 또 아파지고 하는 것이 반복됩니다. 급성 치열은 보존적 치료 즉 약물요법으로 치료하며, 만성치열은 수술을 해야 하며 수술 후 극적으로 치료됩니다. 수술은 과거에는 내괄약근 부분 절개술을 주로 하였으나 극히 일부에서 수술 후 변실금이 생길 수 있어, 최근에는 피부판 이동술을 주로 하는 경향입니다.

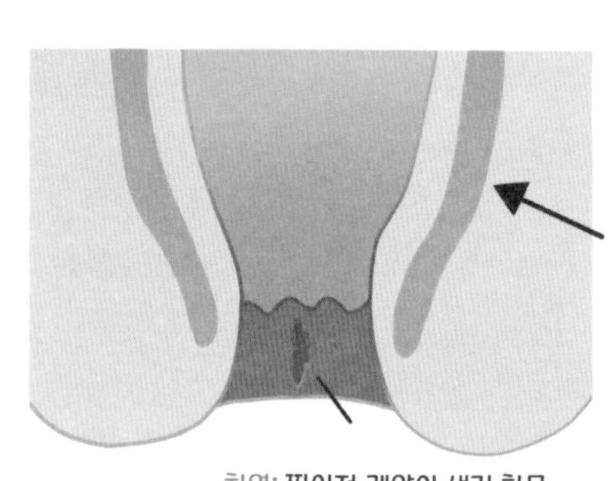

치열

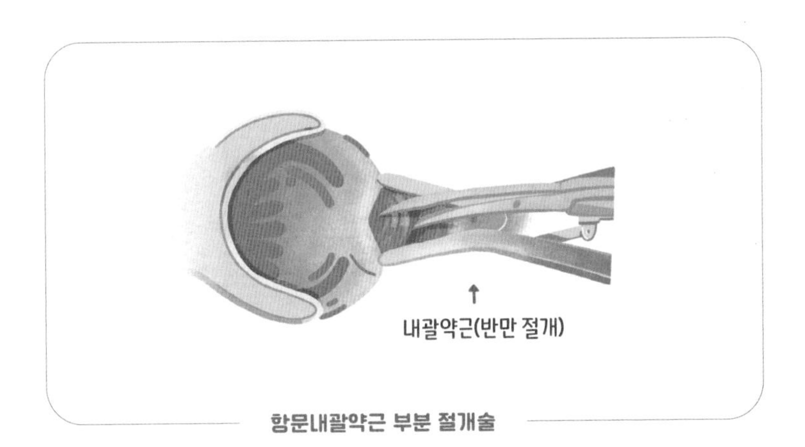

항문내괄약근 부분 절개술

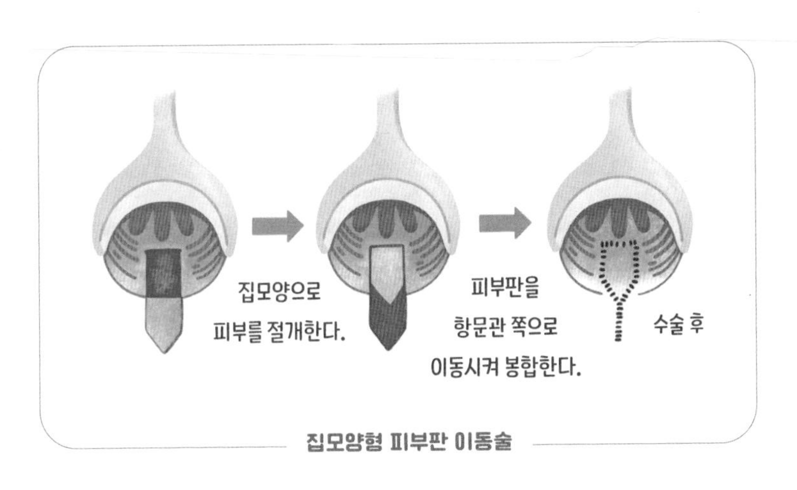

집모양형 피부판 이동술

◆ 항문샘이 곪아서 지나간 길에 생기는 '치루'

항문샘에 세균이나 대변이 침입해 항문샘에 염증이 생겨 곪은 질환이 '항문주위농양'이고, 농양이 터져 항문 밖으로 고름길이 뚫린 상태가 '치루'입니다. 눈에 눈물샘이 있듯이, 항문에는 배변할 때 윤활액이 나오는 항문샘이 있는데 이 곳에 염증이 생겨 곪았다가 다시 아물고 또 다시 곪아 터지는 악순환이 반복되면서 만성이 됩니다.

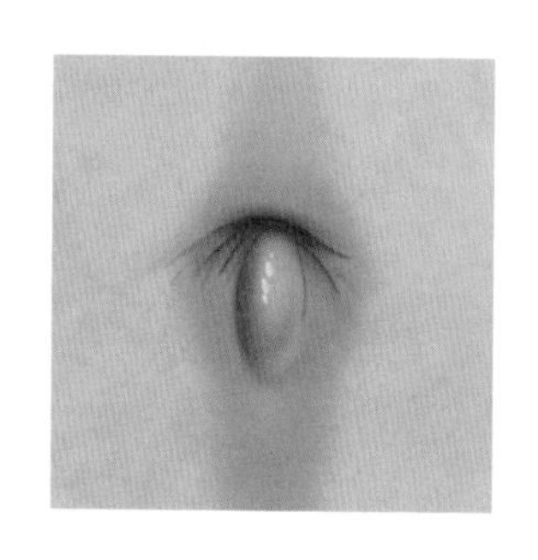

항문주위농양이 생기면 항문 주위가 벌겋게 부어오르고 통증이 심해 의자에 앉기도 어렵습니다. 그렇다고 똑바로 서 있을 수도 없어서 엉거주춤한 자세로 걸을 수밖에 없습니다. 몸살이 난 것처럼 열이 나며, 항문은 물론 온몸이 쑤시기도 합니다. 배농 수술을 응급으로 받아야 합니다.

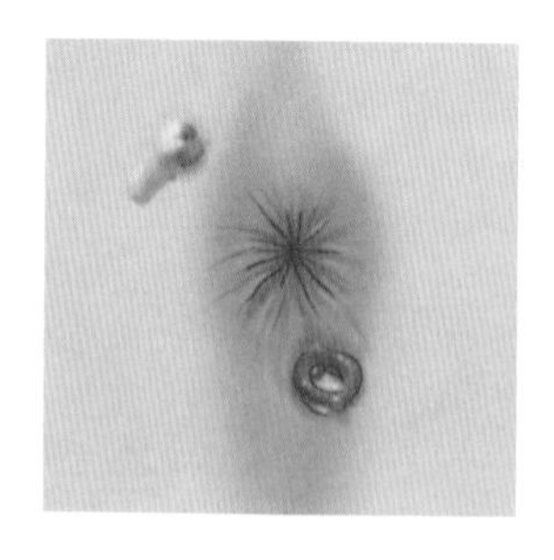

항문 주위에서 고름이 나오거나 작은 종기 같은 것이 있을 경우, 치루를 의심해볼 수 있습니다. 또한 고름이 나왔거나 치유된 자리는 언제든지 다시 곪을 가능

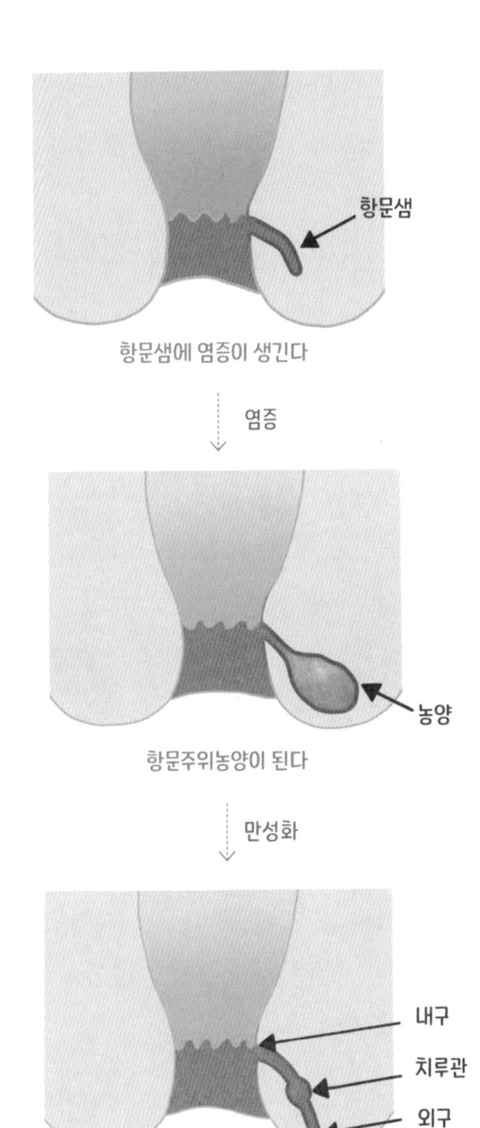
항문샘
항문샘에 염증이 생긴다
염증
농양
항문주위농양이 된다
만성화
내구
치루관
외구
만성화되어 치루가 된다

성이 있으며, 특히 만성적인 치루의 염증은 10~20년이 지나면서 암으로 발전하기도 하므로 치루는 수술로서 치료해야 합니다.

수술은 과거에는 절개 개방술식을 주로 하였으나 수술 후 변실금이 종종 발생할 수 있어 최근에는 괄약근 보존술식을 주로 합니다.

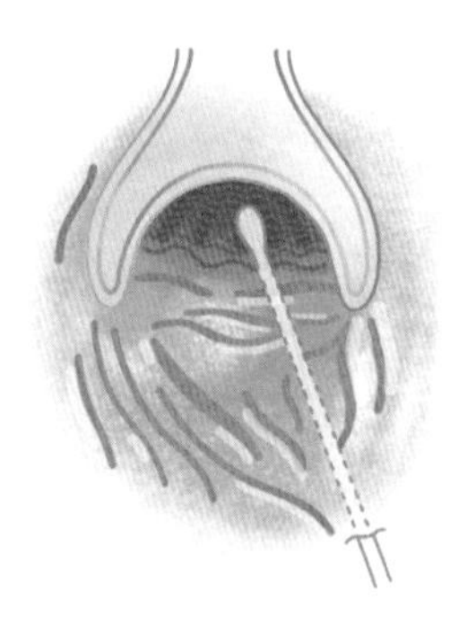

외구에서 내구에
탐침자(존데)를 통과시킨다.

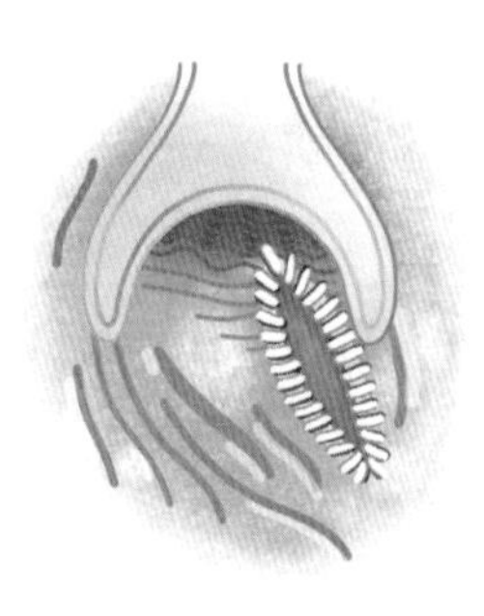

절개한 양옆을 감치듯 꿰맨다.

절개 개방술식

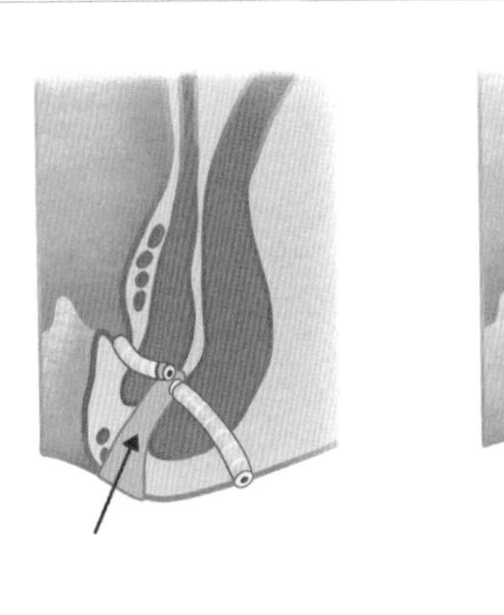
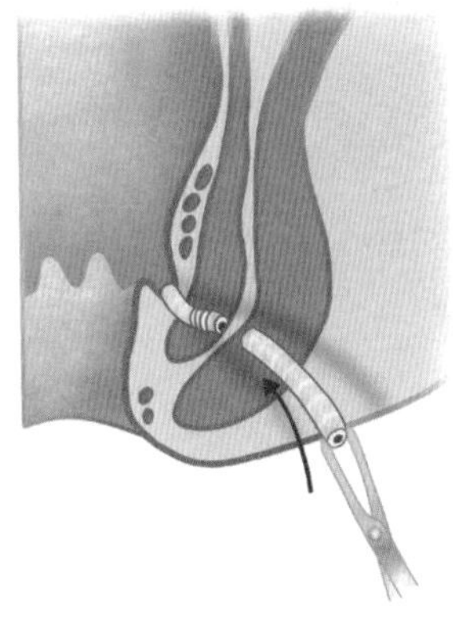

괄약근 보존술식 : 누관 결찰술

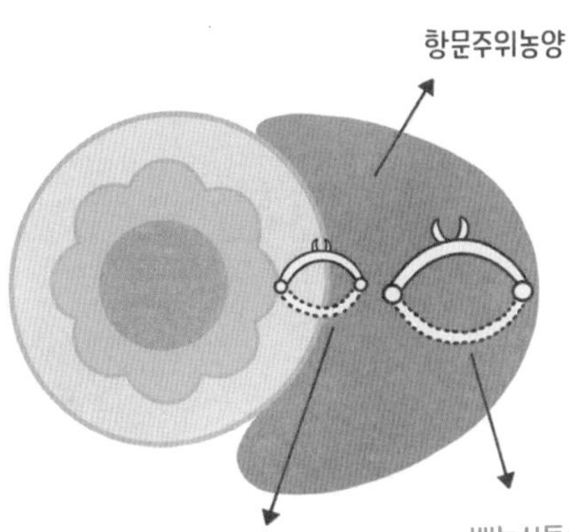

절단시톤술

수술 후 2~3주 경과한 후 서서히 조여 조금씩 절단하고, 절단한 곳은 다시 붙고 하면서 수술 후 한 달 이후에 서서히 저절로 떨어지게 된다.

배농시톤술

수술 후 7일 내 뽑는다.

항문주위농양 수술법 : 분리시톤술

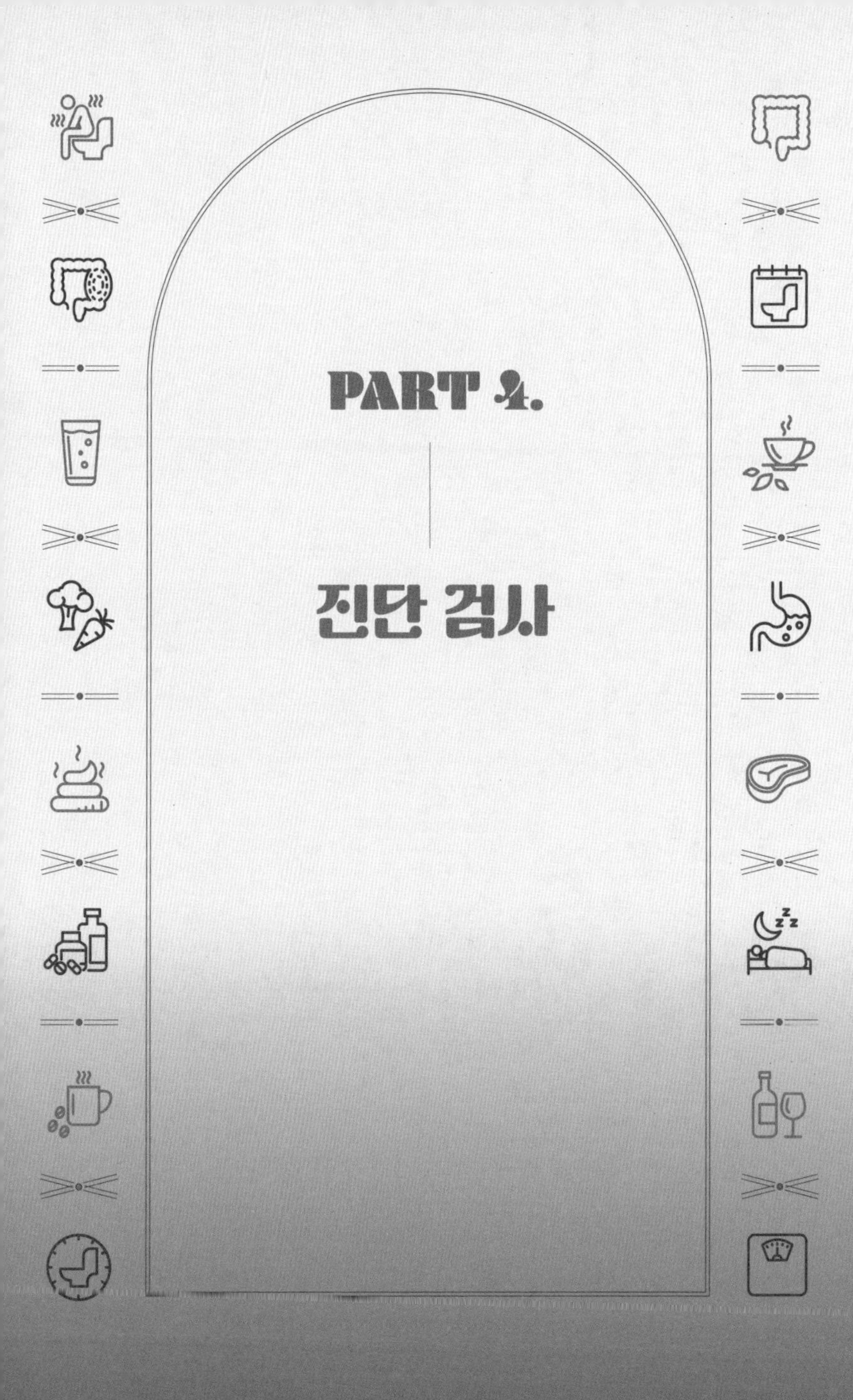

PART 4.

진단 검사

Q51.

변비는 어느 과에서 치료하는 것이 좋은가요?

변비가 있을 때 일반인들은 약국에서 손쉽게 변비약을 사 먹을 수도 있으나 약국에서는 빨리 효과가 나도록 변비 4단계 치료약인 장 자극제(둘코락스, 비사코딜, 동규자차 등)를 주로 권하는 경우가 많습니다. 변비는 되도록 병의원에서 처방을 받아 순한 약부터 단계적으로 복용하는 것이 좋습니다.

그러면 병의원의 어느 과에서 치료받는 것이 좋을까요?

일반적으로는 모든 의사가 다 변비를 치료할 수 있지만 전문적으로 치료하자면 대장항문과(대장항문외과)와 소화기내과라고 할 수 있습니다.

변비는 환자를 만성적으로 은근하게 괴롭히는 질환입니다. 변비를 전문적으로 치료하는 의사는 많지 않습니다. 이는 변비가 병원 수입에 큰 도움이 안 되는 면도 있지만, 직장출구형 변비 등 수술을 요하는 변비가 꽤 많아서 내과의사나 다른 과 의사들은 직장출구형 변비 진단을 힘들어하기 때문입니다.

대장항문과는 원래 대장항문외과의 줄임말이지만 변비, 염증성 장질환, 과민성 장 등 내과적 질환도 같이 치료하는 과입니다. 변비를 전문적으로 치료하는 과는 우선적으로 대장항문과라고 할 수 있고, 차선으로는 소화기내과이며, 의사가 부족한 곳에서는 가정의학과 등 다른 과에서 치료할 수도 있습니다.

Q52.

병원에서는 변비 환자들에게 어떤 검사를 하나요?

증상이 경미한 변비 환자들에게는 순한 약부터 시작하여 치료할 수도 있지만, 증상이 심각한 환자들은 변비의 원인을 밝힌 후 치료하기 위해 검사를 합니다.

복부 촉진

복부에 이상한 팽창이나 응어리가 없는지, 눌러서 아픈 곳은 없는지, 대변이 복부에 정체되어 있는지 등을 손으로 만져 진단합니다.

손가락에 달린 눈 항문직장 수지 검사

'대장항문과 의사는 손가락 끝에 눈이 달려 있어야 한다'라는 말이 있습니다. 그만큼 항문에 손가락을 넣어 진찰하는 항문 수지 검사는 항문질환의 진찰 과정에서 핵심을 이루는 수기입니다. 그렇기 때문에 항문과 의사는 어떤 경우라도 이 검사를 생략하지 않습니다.

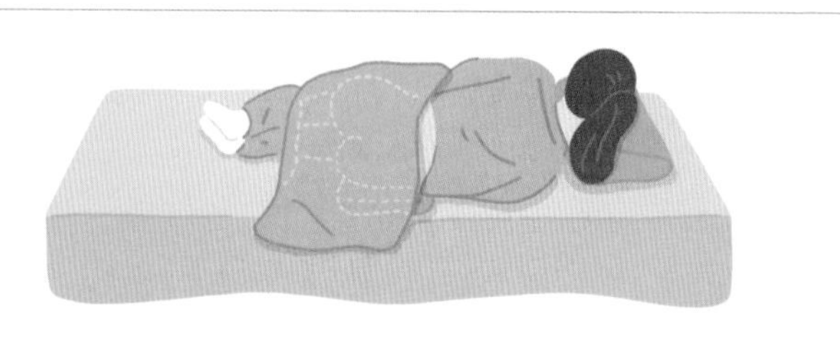

항문 수지 검사 체위

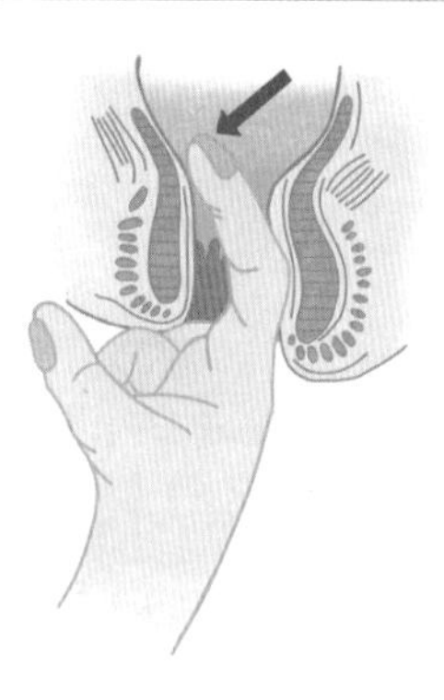

손가락에 고무장갑을 낀 후 젤리 등 윤활제를 바른 뒤 항문관 안으로 넣어 검사하는 방법으로 매우 중요한 검사다.

항문 수지 검사

항문 수지 검사는 보통 의료용 고무장갑이나 비닐장갑을 낀 손에 윤활제를 충분히 바른 후에 검지로 합니다. 노련한 항문과 의사는 수지 검사 후 손가락 끝에 묻어 나오는 내용물을 반드시 확인합니다. 혈액이나 농, 혈성 점액, 묻어 나온 대변의 색 등을 보고 대장암이나 궤양성 대장염 등을 유추하고 이후의 검사, 즉 S상결장경 검사나 대장내시경 검사 등이 필요한지 판단합니다.

또한 의사가 항문에 손가락을 넣어 항문과 직장을 만져보고 항문질환 등 이상이 있는지, 암이나 폴립, 남아 있는 변의 상태를 살펴보는 방법입니다. 특히 대장암은 직장에 생기기 쉬워 항문에서 7cm 하방의 직장암은 손가락 검사로 찾아낼

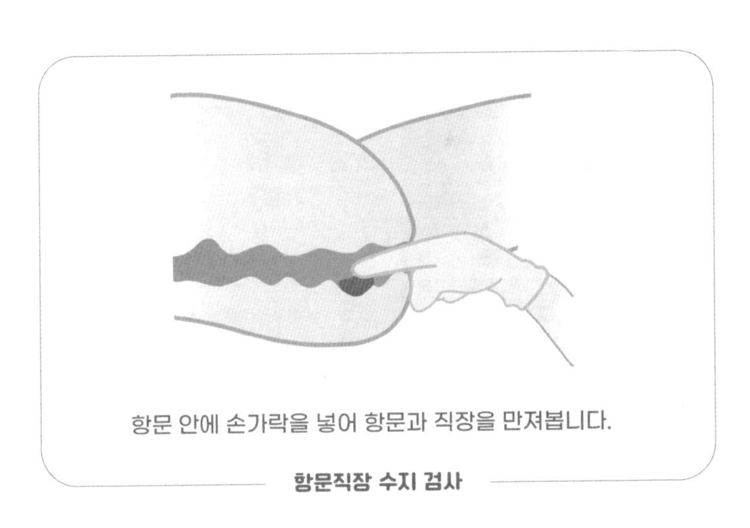

항문 안에 손가락을 넣어 항문과 직장을 만져봅니다.

항문직장 수지 검사

수 있는 경우가 많습니다. 이 방법은 직장을 통해 남성의 경우에는 전립선, 여성의 경우에는 직장을 통해 자궁을 촉진하는 데에도 활용됩니다.

혈액 검사

빈혈 검사, 백혈구 검사, 간 기능 검사, 전해질, 칼슘, 인, 신장 기능 검사(BUN,Cr) 등을 합니다. 기본적인 몸의 상태, 당뇨병, 갑상선 기능 등을 알 수 있습니다.

분변잠혈 검사

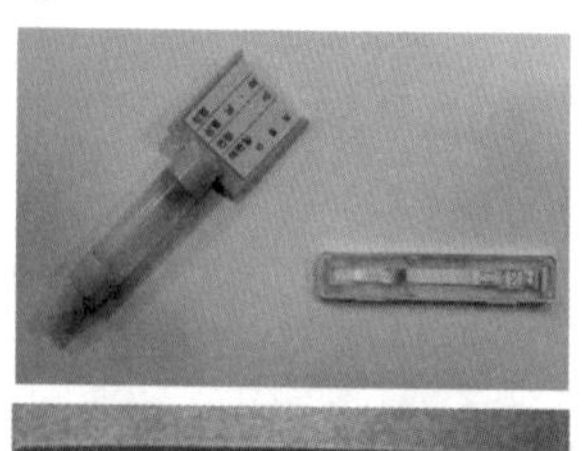

변을 채취해서
전용 용기에 넣어 제출한다.

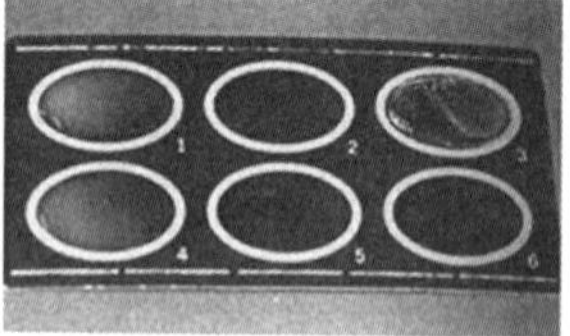

변을 용해시킨 액을 시험 용기에
넣고 시약을 섞는다.
잠혈이 있으면
양성 반응이 나온다(좌우).

분변잠혈 반응 검사

적혈구 속의 철분을 검출해 대변에 혈액 성분이 섞여 나오는지 알아보는 검사입니다. 육안으로 확인할 수 없는 혈변도 이 검사를 통해 알아낼 수 있습니다.

대장 통과시간 측정 검사

음식을 먹은 후 대장에서 통과되는 시간을 조사하는 검사입니다. 캡슐을 먹은 지 5일 후에 20%(4개) 이상 장에 남아 있으면 심각한 변비입니다. 남아 있는 분포가 전 대장에 걸쳐 있으면 대장 무기력형, 직장에만 있으면 직장항문형(출구폐쇄성) 변비로 구분합니다. 변비의 종류를 구별하는 데 사용하는 가장 기초적인 검사 방법입니다(뒤에 다시 설명합니다)

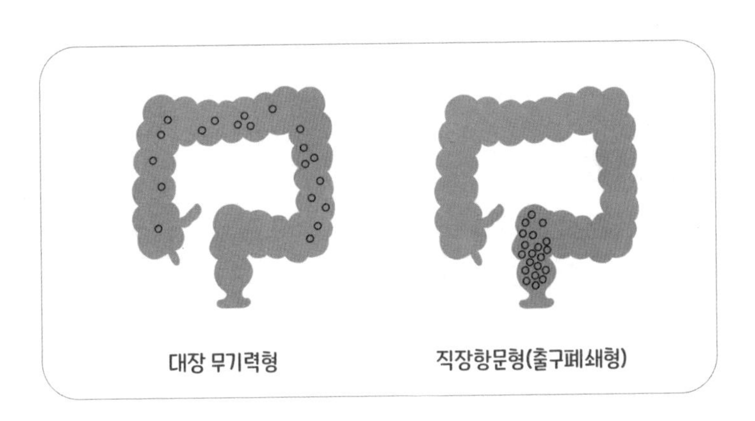

대장조영술(대장 X선 검사)

'바륨관장 대장 촬영'이라고도 합니다. 항문을 통해 바륨액이나 수용성 조영제인 가스트로핀을 대장에 집어넣은 후 X선 촬영을 하는 방법으로, 최근에는 정확도가 떨어져 정확한 대장내시경을 주로 하는 경향이고 대장의 전체 모양, 대장암의 정확한 위치 등을 알아볼 때 시행합니다.

항문내압 측정 검사

항문관 내의 압력 측정, 직장항문 반사운동의 유무, 얼마만큼의 대변을 참을 수 있는지를 확인하는 직장 순응도 검사를 합니다. 숄러(Shouler) 박사는 변비가 있는 사람은 정상인에 비해 배변을 볼 때 항문압이 높은 경우가 많다고 발표했습니다.

배변조영술

변의 굳기와 비슷한 반고형성의 조영제를 직장에 넣어 실제 변을 보게 하면서 직장항문의 각도, 배변 과정을 관찰합니다. 직장류, 직장중첩증 등을 진단할 수 있습니다.

근전도 검사

신경계통의 이상 유무를 검사합니다.

직장항문 초음파 검사

항문 안으로 초음파 도자(프로브)를 넣은 후 직장항문 주위의 이상 여부를 초음파 모니터로 관찰하는 검사입니다. 검은 부위가 항문주위농양으로 농양(고름)이 있는 곳입니다. 항문 초음파 검사는 직장암과 항문암에서는 암조직의 퍼진 정도, 항문주위농양에서는 농양의 위치, 그 외에 치루의 누관과 내구의 확인, 항문괄약근 손상 부위 등을 검사하는 데 효과적인 검사입니다.

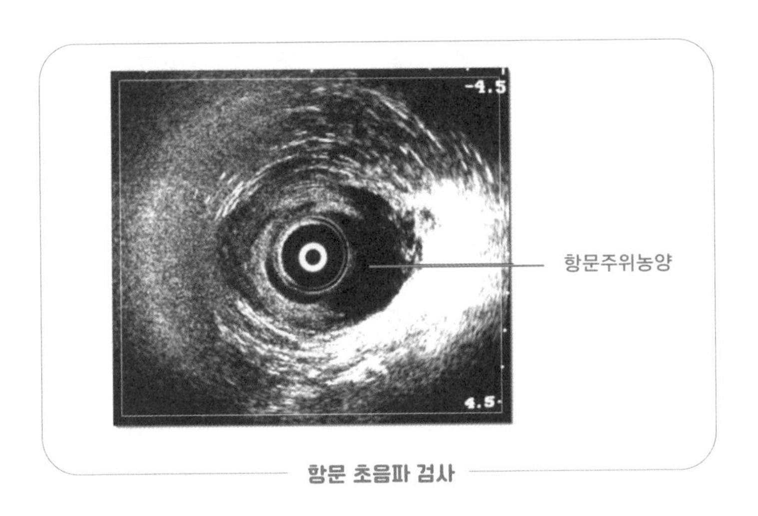

항문 초음파 검사

전산화 단층 촬영술(CT 스캔)

대장암 진단을 받은 사람이나 진단이 힘든 급성 충수돌기염, 담석증, 간암, 복부 통증, 복부 종괴가 있는 사람이 받으며, 대장암의 경우 종양의 크기, 임파절 전이, 간을 포함한 기타 원격 장기로의 전이 여부를 알아보기 위한 검사입니다. 복통, 충수돌기염 여부, 게실염 여부 등을 알아보는 데도 큰 도움이 됩니다.

복부 단순 X-선 검사: 장내 가스나 변의 잔존량 확인

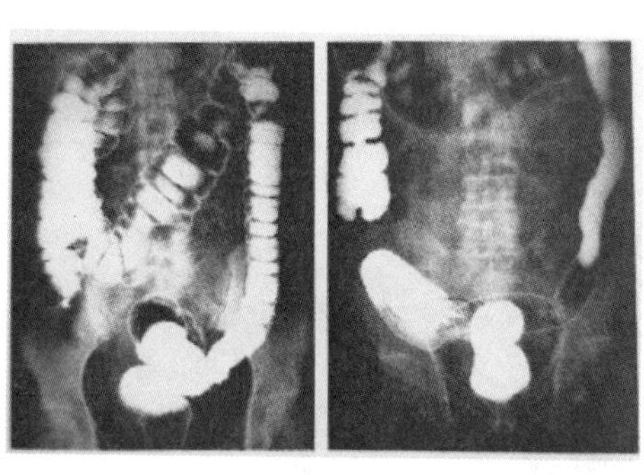

정상 대장 대장암

장내에 가스나 대변이 어느 정도 쌓여 있는지 또는 장폐색 상태인지를 알아보기 위한 검사입니다. 보통 일어선 자세와 누운 자세로 복부 X-선 사진을 한 장씩 두 장 찍습니다. 이 중에서 중요하고 많이 하고 있는 몇 가지 검사, 즉 항문내압 측정 검사, 배변조영술, 경직장 초음파, 대장내시경 등은 뒤에 자세히 소개하겠습니다.

항문경 검사

항문관 안은 눈으로 살펴볼 수 없기 때문에 항문 수지 검사를 해봅니다. 하지만 반드시 눈으로 확인해야 할 경우가 있는데, 그때 필요한 도구가 바로 항문경입니다. 항문경의 종류에는 원통형, 2판형, 주걱형 등이 있으며 주로 사용하는 것은 원통형과 2판형입니다.

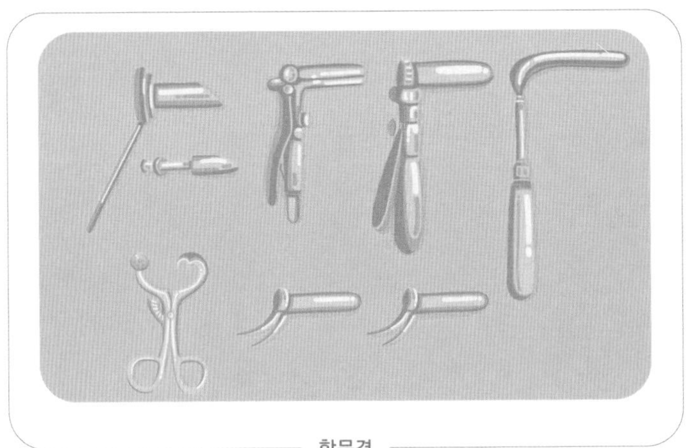

항문경

플라스틱이나 금속으로 만들어진 항문경에 윤활제를 발라 조심스럽게 항문관 안으로 밀어 넣어 항문 수지 검사 시 이상을 느꼈던 부위를 눈으로 확인합니다.

환자의 입장에서는 도구를 항문으로 집어넣기 때문에 무척 아플 것 같지만 실제로는 항문 수지 검사 때보다 편안합니다. 그래서 항문 수지 검사 시에 너무 긴장한 나머지 외괄약근이 굳게 닫힌 환자나 심한 통증을 호소하는 환자에게는 항문경 검사가 더 유용합니다.

S상결장경 검사(직장경 검사), 대장내시경 검사

대장의 질환 여부를 확인하는 검사입니다. 과거에는 위의 그림과 같은 경성 S상결장경 기구를 이용했지만, 최근에는 생리적 식염수로 관장한 후 대장내시경을 이용해 검사하고 있습니다. 보통 대장암은 60% 이상이 직장과 하부 S상결장에 생깁니다. 따라서 이 검사만으로도 직장암은 거의 100%, 대장암은 60% 정도 발견해 낼 수 있습니다. 하지만 전 대장내시경에 비해 병변의 검출률이 떨어지는 단점이 있습니다.

직장과 S상결장은 대장암 등 대장질환이 가장 많이 생기는 부위입니다. S상결장경을 사용하면 눈으로 직접 볼 수 있

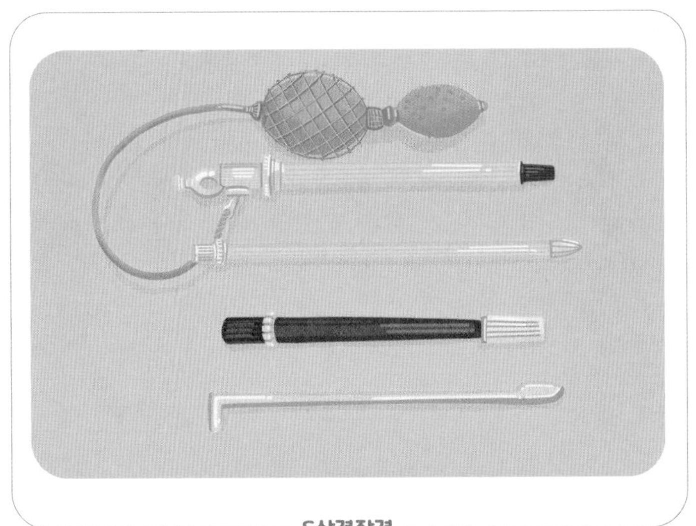

S상결장경

습니다. 최근 S상결장경도 경성 S상결장경 대신 부드러운 대장내시경 검사 기구로 대체되고 있습니다. 항문을 통해 대장내시경을 넣어 직장과 S상결장이나 대장 전체를 검사하는 방법으로, 대장암을 찾는 방법 중 가장 확실합니다. 대장 용종이 있으면 즉시 절제하며, 용종이나 종괴는 조직검사를 함께 진행합니다(다음 장에서 자세히 설명합니다).

Q53. 대장내시경 검사는 어떻게 하는 거예요?

직접 육안으로 대장 내부를 확인하는 대장내시경 검사

대장내시경을 항문을 통해 대장으로 넣어 대장을 관찰하며, 검사 시 대장 용종(폴립)이 발견되면 즉각 떼어냅니다. 대장암 의심 시 조직 검사에도 활용합니다. 대장암이나 궤양성 대장염 등 대장질환이 의심되는 환자는 정확한 진단을 위해 반드시 거쳐야 할 가장 중요한 필수적인 검사입니다.

검사 전날 하제를 투여 복용해 장을 깨끗이 비운 후 검사를 실시하며, 소요 시간은 대략 5~20분 정도입니다. 보통 500ml씩 6개의 하제를 시간 간격을 두고 복용한 후 장 청소를 하게 됩니다. 하제의 맛이 약간 찝찝하다고 장 청소 하제를 불편해하는 분들이 많은데, 최근에는 375ml만 먹고 대신

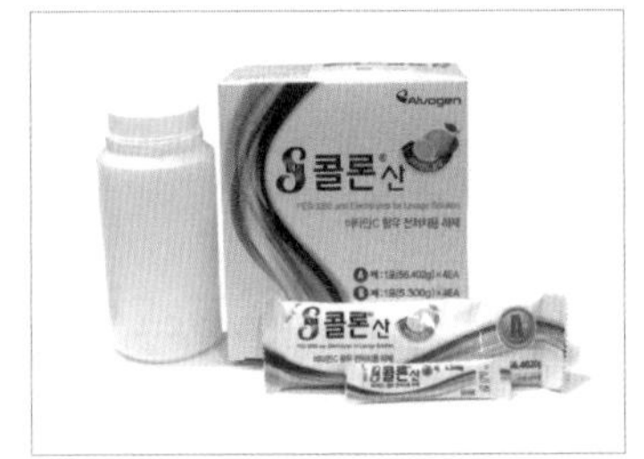

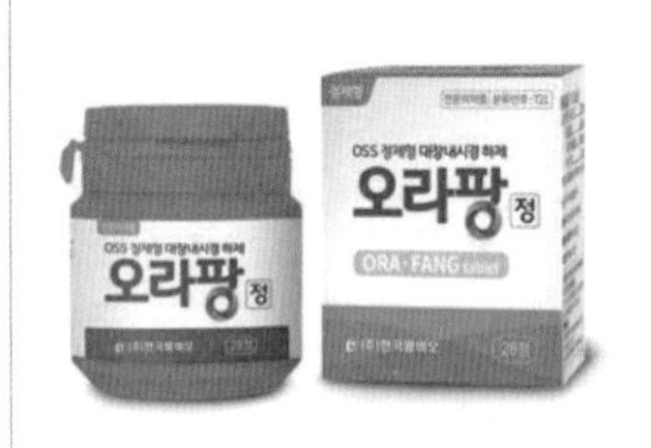

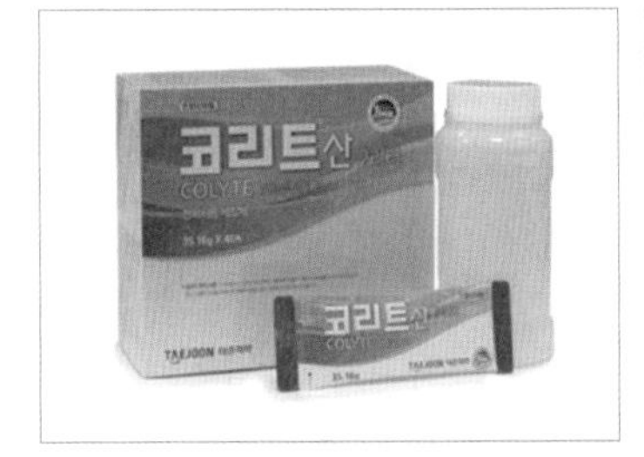

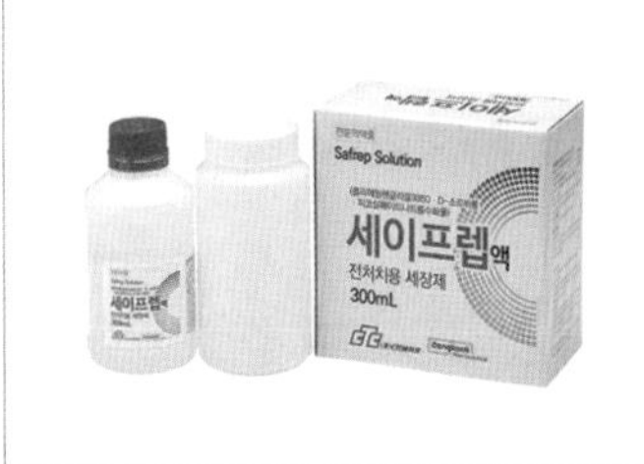

장 청소 약 사진

물이나 이온음료를 먹거나 알약을 28알 먹고 물을 2L 먹는 간편한 장 청소 방식도 있습니다.

검사 중 약간의 통증을 느낄 수 있지만 미리 진정제나 진통제를 주사하고 수면 상태에서 검사하기 때문에 통증을 느끼는 일은 별로 없습니다. 대장조영술(대장 X선 검사)은 일반적으로 간편하게 할 수 있는 검사지만 용종의 발견이나 출혈 등의 증상은 대장조영술 사진으로 판독하기는 어렵습니다. 따라서 보다 정확한 진단을 하기 위해서는 대장내시경 검사를 하는 것이 좋습니다.

대장내시경을 필요로 하는 경우

1. 진단
- 하혈, 혈변 등 출혈 증상이 있을 때
- 분변잠혈 반응에서 양성으로 나온 경우
- 대장조영술(대장 X선 검사)을 통해 대장암이나 대장염 등 병변이 보일 때
- 정기검진을 통해 대장암을 조기에 발견하고자 할 때

2. 수술 방식의 결정과 수술 여부를 판단할 때

3. 궤양성 대장염의 경과를 관찰하고 치료 효과를 판정하고자 할 때

4. 1~3년 전 대장 용종(폴립)을 제거했던 경우

5. 직계가족에게 암이 있을 때

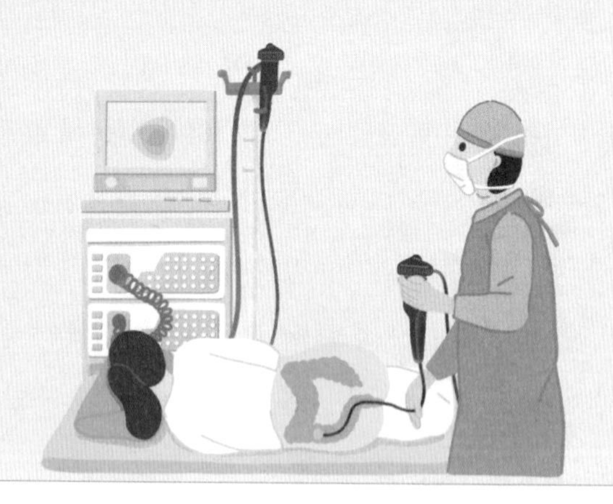

Q54.

대장내시경 검사 중에 용종절제술은 어떻게 하나요?

용종절제술

대장내시경을 시행하다 용종이 보이면 바로 절제합니다.

치료 방법은 주로 내시경을 이용한 '용종절제술'입니다. 내시경으로 용종의 아랫부분에 올가미를 걸어 조인 후 보통은 전기소작기를 이용해 태워 절제합니다. 절제된 용종은 다시 암세포의 유무를 확인하기 위해 조직검사를 합니다.

용종절제술은 거의 통증이 없으며 통원치료도 가능합니다. 3개 이상의 용종이나 크기가 큰 용종을 절제하면 1일 정도 입원을 요하는 경우도 있습니다.

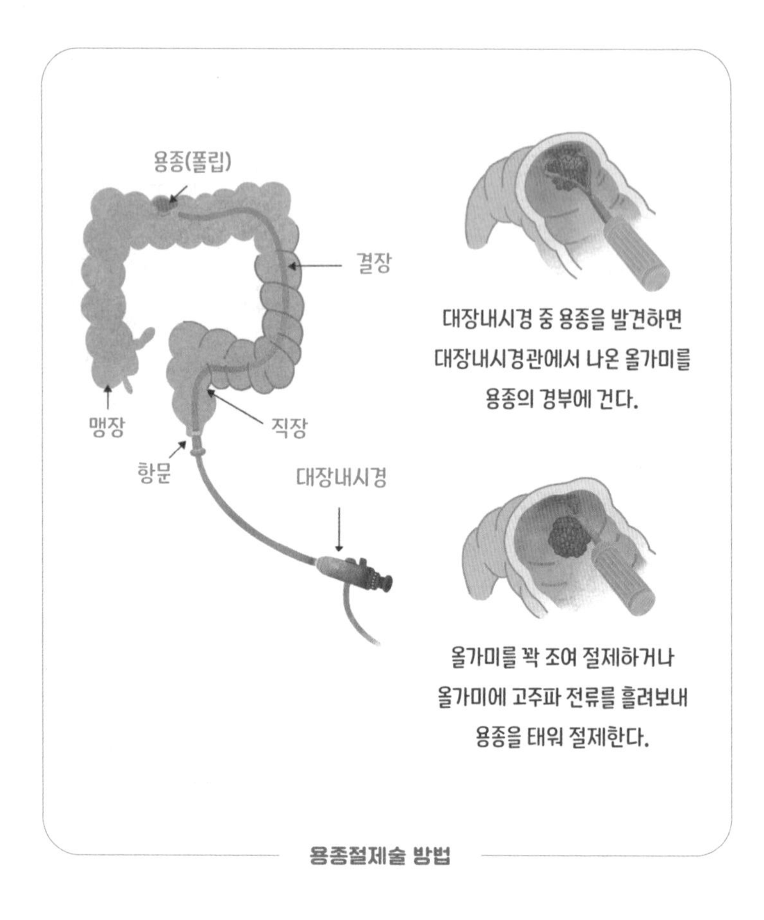
용종(폴립)
결장
맹장
직장
항문
대장내시경
대장내시경 중 용종을 발견하면
대장내시경관에서 나온 올가미를
용종의 경부에 건다.
올가미를 꽉 조여 절제하거나
올가미에 고주파 전류를 흘려보내
용종을 태워 절제한다.

용종절제술 방법

Q55. 대장 통과시간 측정 검사는 어떻게 하는 거예요?

변의 통과시간, 변이 어디에서 정체되는지 체크 —대장 통과시간 측정

X-선으로 확인이 가능한 조그만 링이 20개 담긴 캡슐을 먹은 후, 이것이 대장에서 통과되는 과정을 조사하는 방법

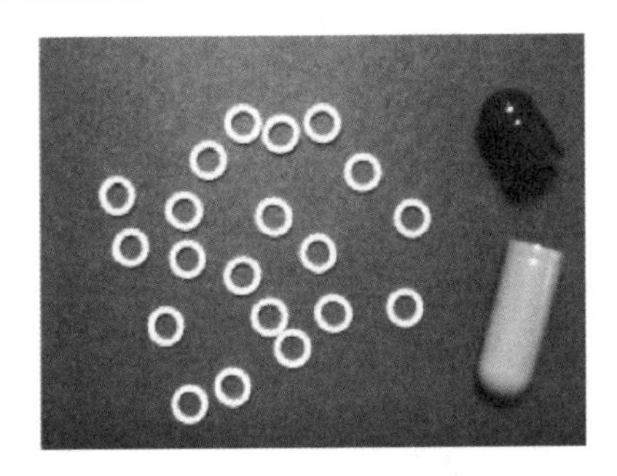

대장 통과시간 측정 표지자

입니다. 먹은 지 5일 후에도 20%(4개) 이상 장에 남아 있으면 심각한 만성변비입니다. 남아 있는 분포가 전 대장에 걸쳐 있으면 대장 무력증, 직장에만 있으면 직장항문형(출구폐쇄형) 변비입니다. 변비의 종류를 구별하는 데 가장 기초적인 검사입니다.

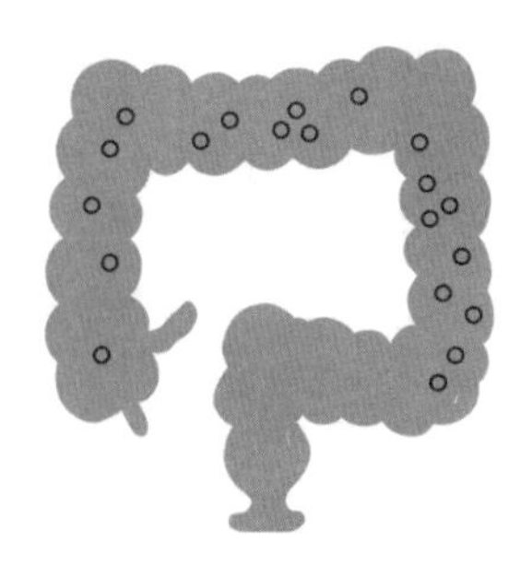

대장 무기력성 변비
(Colonic inertia)
링이 대장 전반에 흩어져 있다

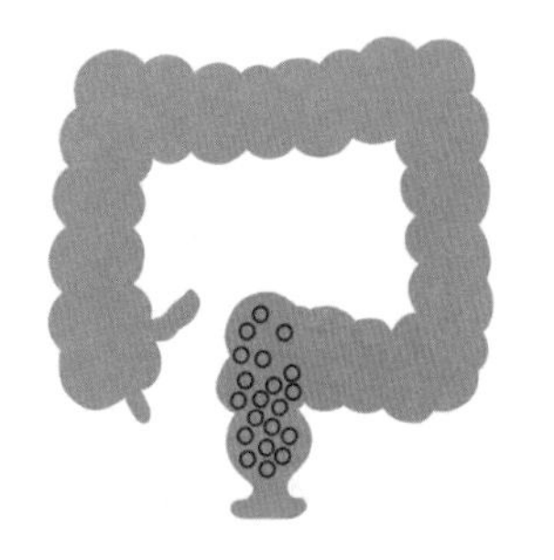

(직장)출구폐쇄성 변비
(Pelvic outlet obstructia)
링이 항문으로 배출이 안 되고 직장에 모여 있다.

Q56. 항문내압 검사(마노메트리)는 어떻게 하나요?

직장, 항문내압 검사 – 항문압 체크

변비 환자에게 시행하는 필수 검사입니다.

항문관 내의 압력을 측정하고 직장항문 반사운동의 유무, 얼마만큼의 대변을 참을 수 있는지를 알아보기 위해 직장 순응도 검사를 할 수 있습니다. 숄러 박사는 변비가 있는 사람은 정상인에 비해 안정 시나 배변을 볼 때 항문압이 2배 정도 높은 사람이 많다고 발표했습니다.

항문내압 검사는 항문 내관 내에 도자를 넣어 항문관의 평상시 괄약근 압력과 힘을 줬을 때의 수축기 압력, 배변 시도 시 항문 압력의 변화를 측정하는 검사입니다. 변실금일 때는 항문내압이 낮게 나오고, 치열 등으로 항문 수축이 되

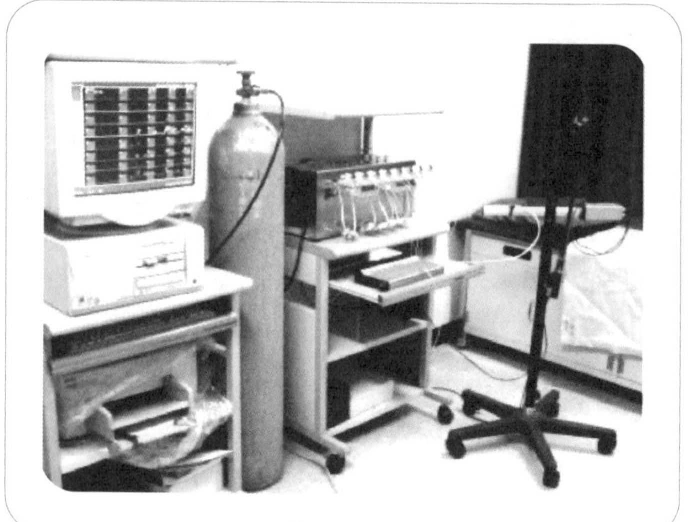

직장항문내압 측정기

어 있는 환자는 항문내압이 높게 나옵니다. 변실금일 때도 흔히 변비가 있습니다.

괄약근 손상 여부를 아는 데도 유용하고, 항문 수술 전 항문 기능을 객관적으로 알아보는 데도 도움이 됩니다.

Q57. 배변조영술(데피코그램)은 어떻게 하나요?

배변조영술

바륨액을 포도당과 섞어 대변과 같은 굳기로 만들어 직장에 넣은 후 실제 배변하는 과정을 X선 장치로 관찰하는

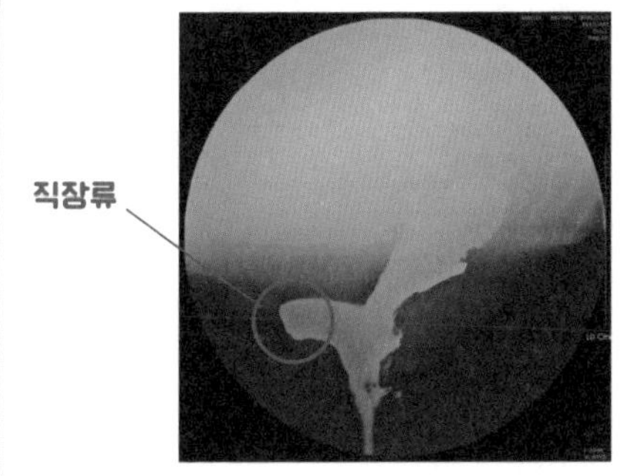

직장류 때문에 앞쪽으로 불룩하게 나와 있다.

배변조영술 사진

검사입니다. 배변 시 직장, 항문관, 골반 바닥의 움직임 등을 관찰해 배변 장애의 원인을 찾습니다. 직장류, 직장중첩증 등을 찾아내는 데 유용합니다.

Q58.

필자의 변비 환자 진단 순서

① 문진표를 작성케 한 후 증세를 물어본다.

② 항문 수지 검사와 항문경 검사를 한다. 항문에 튀어나온 치질, 통증을 느끼는지, 항문압 정도, 항문의 톤, 직장류, 직장 내 변의 유무를 살펴본다.

③ 항문과 직장에 종괴(암 등)가 의심되면 관장 후 S상결장경 검사를 즉시 한다.

④ 항문내압 검사

항문 초음파

배변조영술 등 직장항문 기능(생리)검사와

혈액 검사, 소변 검사 등 기본 검사(빈혈 검사, 간기능 검사, 응고기능 검사, 갑상선호르몬 검사)를 한다.

⑤ 필요하면 대장내시경 검사를 한다.

⑥ 변비가 심하면 대장 통과시간 검사를 한다(검사 시간이 5일 이상 소요되므로 가장 늦게 한다).

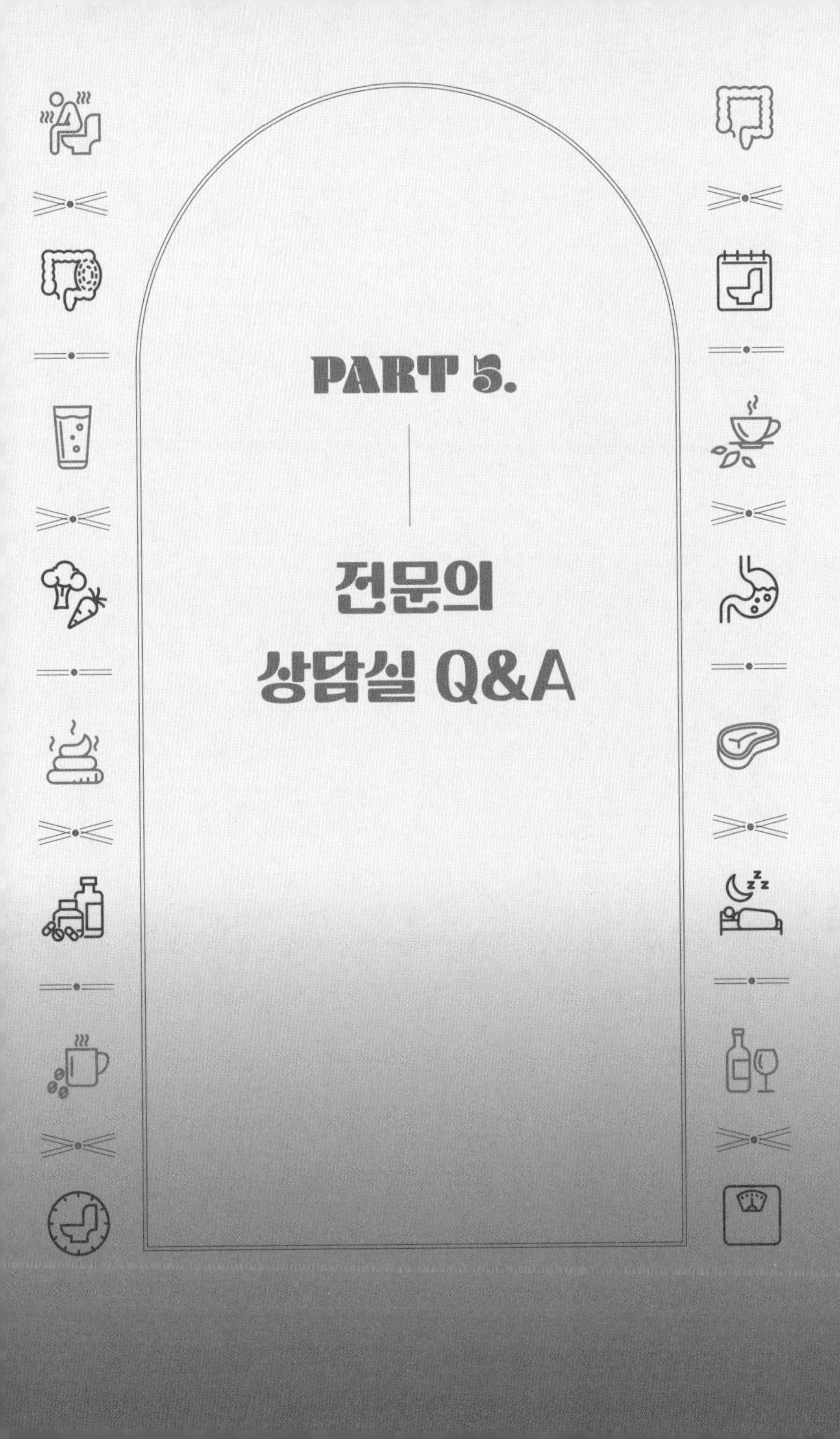

PART 5.

전문의 상담실 Q&A

변비, 이것이 궁금해요!

Q: 임신 중인데 변비가 더 심해졌습니다. 아이에게 혹시라도 악영향을 미치게 되는 것은 아닌가요?

A: 여성호르몬 중 황체호르몬은 대장의 운동을 억제합니다. 여성은 평상시에도 변비에 잘 걸리는 데다가 임신을 하게 되면 이 황체호르몬이 증가하기 때문에 더욱 자주 변비 증세를 보이게 됩니다. 또한 태아가 성장함에 따라 장이 압박을 받게 되는데, 이것도 변비의 원인이 되죠. 그러나 태아에게는 아무런 영향도 미치지 않으므로 그 점에 대해서는 안심해도 됩니다. 임신 중 변비는 수분 섭취를 늘리고, 섬유소 제제를 먹는 것이 좋습니다. 섬유소 제제는 태아에게 해롭지 않습니다.

Q: 변비 때문에 살이 찐 것 같은데 어떻게 해야 하나요?

A: 변비로 인해 살이 찐 것이라기보다는 살이 쪄서 변비가 생긴 것입니다. 내장에 지방이 쌓이면 장의 연동운동에 방해가 되어 음식물을 아래로 내려보내는 작용이 제대로 이루어지지 않아 변비가 생기게 됩니다. 따라서 변비의 근본적인 원인인 지방을 줄이는 것이 요구됩니다. 변비가 생기지 않도록 평소 과일과 채소 등의 섬유소 식품을 충분히 섭취하면 배변에도 좋고, 그만큼 열량도 적으면서 포만감을 주어 다이어트에도 도움을 줍니다. 또한 적당한 운동은 복부를 자극해 배변을 원활하게 해줍니다.

Q: 10년째 변비로 고생하는 40대 주부입니다. 변비약을 먹어도 막상 변을 볼 때 변이 안 나와 자주 관장을 합니다. 배변 욕구가 있어도 배변 시 항문 주위를 눌러야 변이 나옵니다. 심각한 문제가 있는 건 아닌지 정말 걱정됩니다.

A: 단순 변비가 아닌 직장류로 인한 직장형 변비일 가능성이 있습니다. 직장류는 직장과 질 사이 벽이 이완되어 변을 볼 때 힘을 주면 내려가야 할 변이 약한 벽 쪽으로 밀려나 변이 고이면서 배변 장애를 일으키는 것입니다. 그 원인은 출산 시의 외상이나 난산, 심한 변비 등이 될 수 있습니다. 대개 30~40

세까지는 증상이 없다가 노화현상이 일어나면서 직장벽이 더 약해지는 40~50대 이후 여성에게 많이 생기죠. 변을 보려고 힘을 주어도 잘 나오지 않아 배변할 때마다 질 쪽으로 손을 넣어 직장을 눌러야 변이 나오곤 합니다. 증상이 심하지 않다면 섬유소와 배변 습관 변화로 치료가 가능하지만, 심하다면 직장류 교정 수술이 필요하며 비교적 간단한 수술로 해결됩니다. 오랫동안 변비약을 복용하는 것은 좋지 않습니다(Part 3 직장류 참조).

Q: 변비가 있어 시중 약국에서 변비약을 사서 먹곤 하는데요. 변비약을 자주 복용하면 오히려 더 나쁘다는데 사실인가요?

A: 그렇습니다. 변비약은 장의 연동운동을 약화시키는 경우가 많습니다. 시중에서 일반적으로 유통되는 변비약은 자극성 변비약이 대부분이기 때문입니다. 자극성 변비약은 장을 수축시켜 변이 나오게 하는 것으로 대개 복통이 동반됩니다. 자극성 변비약을 복용하면 처음에는 배변을 할 수 있으나, 계속 사용하면 수축 상태가 되어 오히려 변이 나오기 어려워져 복용량을 늘려야 합니다. 따라서 현재 변비약을 장기 복용하고 있다면 그 복용량을 줄이고 식이요법이나 운동요법으로 전환하는 것이 바람직합니다. 만약 변비약을 복용하더라도 전문병원을 방

문하여 1단계 약, 2단계 약 등 순한 약으로 바꾸어야 합니다 (Part2 변비약 사용법 참조).

Q: 매일 요구르트를 마시고 있는데요. 요구르트가 변비에 정말 효과가 있나요?

A: 결론적으로 말하면, 요구르트나 유산균 제제는 변비에 효과가 있습니다. 유산균은 장내의 유해균을 없애주고, 유익균의 증식을 도와 장의 활동을 활발하게 만들어 주어 변비에 좋으며 요즘은 이런 프로바이오틱스(유산균)를 변비 치료에 중요하게 생각하고 있습니다. 또한 장내의 산도를 높여 칼슘 섭취를 촉진하는 효과까지 있죠. 문제는 입에서부터 장까지 비피더스균 같은 몸에 이로운 균이 살아서 갈 수 있는가 하는 것인데, 요즘은 비피더스균이 위산에 파괴되지 않도록 가공한 요구르트도 개발되었습니다. 유산균 알약이나 가루약을 먹는 것도 효과가 좋습니다. 그보다 더 좋은 건 매실장아찌 같은 자연식, 청국장, 낫토, 김치 등의 발효식품으로 비피더스균 같은 유익한 유산균을 높이는 방법입니다. 물론 식이섬유의 보충은 비피더스균의 증식을 돕습니다.

Q: 고기를 좋아하는 편입니다. 다들 섬유소가 몸에 좋다고들 하

는데 칼로리도 없는 섬유소를 왜 섭취해야 하나요?

A: 양배추, 샐러리, 콩, 해조류 등에 많이 들어 있는 섬유소는 칼로리가 적습니다. 대부분 인체에 흡수되지 않고 그대로 배출되는데요. 이때 장에 남아 있는 찌꺼기를 함께 쓸어내리므로 변비를 해결해주는 것입니다.

세계보건기구(WHO)의 섬유소 하루 권장량은 30g 정도이지만 한국인은 평균 17g을 먹기 때문에 섬유소를 더 먹어야 합니다. 채소 위주의 식단과 콩, 현미를 넣은 잡곡밥을 꾸준히 먹으면 변비 예방은 물론 치료에도 도움이 됩니다.

섬유소를 많이 먹는 아프리카인들에게는 변비가 적습니다. 이처럼 섬유소는 대변의 양을 늘려주고 물을 흡수하여 대변을 부드럽게 해주며, 변비를 예방하고 장내 유익균의 먹이가 되어 유익균의 수를 늘려 장내 환경을 좋아지게 만듭니다. 또한 장내 유해물질을 흡착해서 대변으로 빨리 나가게 하여 궤양성 대장염, 대장암을 예방해줍니다.

Q: 피부가 안 좋아서 고민인데요. 피부 트러블이 변비와 관련 있다고 하는데 사실인가요?

A: 임상적으로 변비가 있는 분들은 피부가 거칠고 색이 좋지 않습니다. 아마도 하수도가 막히면 그 세균들로 전염병이 도는

것처럼 인체의 하수구가 막혀 변의 독소가 혈액에 흡수되어 오는 현상으로 보입니다. 변비가 있으면 아랫배가 불쾌할 뿐 아니라 여드름, 기미 등으로 얼굴과 피부가 거칠어지고 두통, 소화불량, 식욕부진 등 경미한 신체 이상 증상과 함께, 경우에 따라서는 암을 비롯한 갖가지 만성질환의 발생 원인이 되기도 합니다.

Q: 변의 색이 수시로 변합니다. 변을 보는 데 큰 문제가 있는 것도 아닌데 순전히 음식물 탓인가요?

A: 변의 색깔은 먹은 음식물을 그대로 반영합니다. 예를 들어 우유를 대량으로 마시면 변의 색이 하얗게 될 수 있으며, 토마토나 붉은 포도주 등 붉은색 식품을 많이 먹으면 빨간색 변이 나올 수 있습니다. 물론 지나치게 빨간색 변이 나올 경우에는 주의해야겠지만, 3일 정도 사이에 색이 진한 음식을 먹은 적이 있다면 특별히 걱정할 필요는 없습니다.

Q: 가끔 아주 검은색 변이 나오는 일이 있습니다. 무슨 문제가 있는 걸까요?

A: 검은색 변을 보기 전에 육류를 갑자기 많이 먹은 일이 있을 것입니다. 아니면 항생물질이나 빈혈약 등의 약을 상용하고

있을 경우에도 변이 검게 나옵니다. 하지만 콜타르 형태의 검은색 변이 3일 이상 계속된다면 위·십이지장궤양, 암 등의 우려가 있으므로 의사의 진단을 받고 위내시경, 대장내시경 등을 해야 합니다.

Q: 변비가 있는 편인데, 단단한 변을 보았을 때 피가 섞여 나오는 경우가 있고 휴지에도 피가 묻어 나옵니다. 왜 그럴까요?

A: 90% 이상은 치질인 것으로 생각되지만, 직장암일 가능성도 배제할 수 없습니다. 그런 증상이 나타난다면 일단 병원을 찾아가 정확한 진단을 해보는 것이 좋습니다.

Q: 변비도, 설사도 아닌데 새끼손가락 굵기의 가는 변밖에는 나오지 않습니다. 이상이 있는 것은 아닐까요?

A: 일시적으로 식욕이 없다거나 식사량이 줄어든 것이 그 원인이므로 걱정할 필요는 없습니다. 그러나 계속해서 변의 모양이 그렇다면 항문 근처에 배변을 방해하는 질환, 즉 직장암 같은 종양이 있을 가능성도 있으므로 의사의 진단을 받아보아야 합니다.

Q: 변의 냄새가 유독 심한 편이라 부끄러워서 밖에서는 급하더

라도 변을 볼 수가 없습니다. 무슨 문제가 있는 걸까요?

A: 색이나 모양이 정상이라면 음식 탓일 것입니다. 냄새가 나는 것은 장내의 균이 단백질을 분해할 때 나오는 암모니아 같은 것 때문입니다. 육류 중심의 편중된 식사를 하는 것은 아닌가요? 동물성 단백질, 특히 날생선을 먹으면 균이 증가해 변의 냄새가 심해지기 쉽습니다. 장을 깨끗이 하기 위해서라도 채소 중심의 식사로 바꿔보는 것이 어떨까요. 또 부끄럽다고 변을 보지 않다가는 자칫 변비가 될 수 있으니 아침에 외출하기 전에 변을 보는 습관을 들이는 것이 좋겠습니다.

Q: 배변 후 항문 주위가 가렵습니다. 왜 그럴까요?

A: 진균증이나 알레르기성 피부염 또는 치질의 초기 증상일 수 있습니다. 비데를 사용하고 물을 완전히 건조시킨 후에 항문의 상태를 관찰해보세요. 증상이 오랫동안 사라지지 않을 경우에는 당뇨병이나 장에 이상이 생겼을 수도 있으므로 의사의 진찰과 치료를 받아보는 것이 좋습니다.

Q: 평소에는 괜찮다가도 여행을 가거나 잠자리를 옮기면 아무리 애를 써도 변이 나오지 않는데요. 문제가 있는 걸까요?

A: 환경에 의한 일시적인 변비는 누구에게나 일어날 수 있는 현

상입니다. 정신적인 긴장감이나 식사량과 내용물의 변화 등 배변 습관의 균형이 깨지는 것이 그 원인이죠. 이런 변비를 일과성 단순 변비라고 합니다. 3일 정도라면 변을 보지 않아도 그다지 큰 문제가 아니므로 차라리 포기하고 편안한 마음으로 지내는 것이 좋습니다.

Q: 아침 출근 시에 전철 안에서 배가 부글부글거려서 서둘러 역 안의 화장실로 뛰어가곤 합니다. 자주 이런 일이 있는데 왜 그런 걸까요?

A: 과민성 장 증후군이라고 생각됩니다. 스트레스로 장이 지나치게 활발히 움직이면서 경련이 일어나 변이 묽어지는 것이죠. 과민성 장 증후군에 잘 걸리는 사람은 긴장을 잘 하거나 자제심이 강하고 늘 불안감을 느끼는 사람들입니다. 설사뿐 아니라 설사와 변비를 반복하는 일도 있습니다. 이럴 때는 자신에게 맞는 방법으로 휴식을 취하고 소식하며 채소를 먹되 살짝 데쳐서 먹는 것이 효과적이고, 병원에서 약물치료를 받는 것도 좋습니다.

Q: 변비로 고생을 하고 있는데, 아무리 노력해도 작은 구슬 모양의 단단한 변만 조금 나올 뿐입니다. 그런데 그러다가도 갑자

기 설사를 하곤 하는데요, 왜 그런가요?

A: 만성적인 경련성 변비입니다. 대장이 비정상적으로 긴장하여 내용물이 항문까지 도착하는 데 시간이 걸리기 때문에 수분이 지나치게 많이 흡수되어 단단한 변이 되어버리는 것이죠. 가끔씩 설사를 하는 것도 경련성 변비의 특징입니다. 식사는 하루 세 번 충분히 하고, 특히 아침 식사는 거르지 않도록 합니다. 소화되기 쉬운 음식과 채소 등을 많이 먹고, 특히 의식적으로 수분을 섭취하도록 합니다. 기름기가 많은 음식이나 향신료, 신맛이 강한 음식 등은 피하는 것이 좋습니다.

Q: 3~4일에 한 번씩 변을 보고 있는데, 그 사이에는 전혀 변을 보고 싶은 마음이 생기지 않습니다. 문제가 있는 걸까요?

A: 3일에 한 번씩 배변을 하는 것은 변비의 범주 안에 들지 않습니다. 변의 상태나 몸에 이상이 없다면 문제가 되지 않습니다. 아침에 30분 일찍 일어나 아침 식후에 매일 배변하는 습관을 만들면 하루가 편안해질 겁니다.

Q: 벌써 일주일간 변을 보지 못했습니다. 복부가 팽창된 느낌은 들지만 전혀 나올 기미가 없는데요. 어떻게 해야 하나요?

A: 이완성 변비일 가능성이 높습니다. 장의 긴장이나 운동량이

저하되어 변이 나오기 어렵게 된 것이죠. 운동 부족인 사람이나 당뇨병이 있는 분, 노인에게 자주 나타나는 변비입니다. 채소나 과일 등 식물성 섬유가 많이 들어 있는 음식을 먹도록 합니다. 찬 우유나 물, 향신료 등도 장에 자극을 주어 변의를 촉진시킬 수 있습니다. 충분히 먹고 적당히 몸을 움직이도록 합니다.

Q: 건강이라면 그 누구보다도 자신 있고 식사에도 충분히 신경을 쓰고 있는데도 변비로 고생하고 있습니다. 왜 그럴까요?

A: 식사에 너무 신경을 쓰고 있는 것은 아닌지요? 혹시 다이어트를 하고 있다면 그것이 변비의 원인이 될 수 있고, 스트레스나 운동 부족도 배변이 부드럽게 되지 않는 원인이 됩니다. 균형 잡힌 식사를 충분히 섭취하고, 지나치게 신경질적이 되지 않는 평온한 마음자세도 중요합니다.

Q: 하루에 세 번 정도 변이 나옵니다. 게다가 매번 그 양도 만만치 않은데 혹 비정상은 아닌가요?

A: 바나나 모양의 부드러운 변이며 체중에 변화가 없다면 걱정할 필요는 없습니다. 심신이 모두 건강하다는 증거일 뿐입니다. 세 번까지는 정상으로 보고 있지만 한번 진단을 받아보는

것이 좋겠습니다.

Q: 설사가 3일이나 계속되고 있습니다. 이상한 병에 걸린 것은 아닐까요?

A: 복통이나 구토, 열 등을 동반하지 않는다면 스트레스나 식사 내용에 의한 급성 설사인 것으로 여겨집니다. 걱정할 필요는 없지만 식사는 가볍게 먹는 것이 좋겠습니다. 증세가 심한 경우에는 1~2일 동안 이온성 음료 등으로 수분 섭취를 하거나 병원에서 수액(링겔약)을 맞으면서 식사를 하지 말고 위장을 쉬게 할 것을 권합니다. 그 후에는 소화가 잘 되는 음식을 조금씩 먹으면서 천천히 원래의 식사 패턴으로 돌아가십시오.

Q: 매일 변은 보고 있지만 언제나 묽은 편입니다. 그대로 두어도 괜찮을까요?

A: 상쾌하게 나오고 체중의 변동이 2kg 범위 이내라면 걱정할 필요는 없습니다. 빨갛거나 검은색으로 지독하게 묽고, 배변 후에도 배가 편하지 않으면서 점점 살이 빠지는 경우에는 주의해야 하며 의사와 상담하는 것이 좋습니다.

Q: 술을 마시면 금방 설사가 나오는데 문제가 있는 건 아닐까요?

A: 알코올은 장벽에 자극을 주어 일시적 장염을 유발해서 설사를 하기 쉽습니다. 술을 먹으면 소변을 많이 보게 되어 탈수에 빠지게 되기 때문에 술을 물로 오인해서 술을 더 먹게 됩니다. 술을 먹을 때는 생수를 갖고 가서 술을 2~3잔 먹은 뒤 생수를 같이 먹으면 술을 덜 먹게 되고 덜 취합니다. 그러면 술을 마신 뒤에 설사하는 빈도가 줄어듭니다.

색인

ㅅ

ㅇ

ㅈ

ㅊ

ㅍ

ㅎ

S

1~4